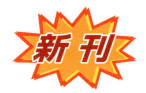

救急・集中治療
Vol 30 No 3 2018

エキスパートに学ぶ
ショック管理のすべて

特集編集　垣花　泰

B5判／本文160頁
定価(本体5,600円+税)
ISBN978-4-88378-556-8

目　次

- **Introduction**
  - ショックの歴史的概観
- **ベーシック編**
  - **Q&A**
    - I. 知っておきたいショックの病態生理と臓器障害
      1. 血管内皮と微小循環障害
      2. 組織低酸素・組織酸素代謝障害
      3. 血管透過性と内皮グリコカリックス
    - II. ショックの定義, 病態と分類
- **アドバンス編**
  —重症患者のショック管理をワンランクアップさせるために—
  - I. 各種ショックの病態生理と臓器障害
    1. 循環血液量減少性ショック
       a) 出血性(外傷性)ショックの診断と治療
       b) 非出血性循環血液量減少性ショック
    2. 心原性ショック
    3. 心外閉塞性ショック
    4. 血液分布異常性ショック
       a) 敗血症性ショック
       b) アナフィラキシーショック
       c) 神経原性ショック
  - II. ショック・臓器障害治療の実際
    1. ショックに伴うARDSと呼吸管理
    2. ショックに伴うAKIと血液浄化療法
    3. ショックに伴うDICと治療戦略
    4. ショックにおける薬物治療
       a) 心原性ショックの薬物療法
       b) 敗血症性ショックの薬物療法
    5. ショックにおける栄養管理
- **トピックス編** —その常識は正しいか?—
  1. ショックとβレセプター
     —β3受容体と敗血症についての考察—
  2. ショックと水素ガス吸入療法

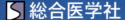 総合医学社　〒101-0061　東京都千代田区神田三崎町1-1-4
TEL 03(3219)2920　FAX 03(3219)0410　http://www.sogo-igaku.co.jp

エキスパートに学ぶ
神経集中治療

特集編集 黒田泰弘

● Introduction

・総論：脳の酸素需給バランスの確保のために …………………………… 江川悟史　471

● Guidelines Now─エビデンスに基づき改訂されるガイドライン─

・神経集中治療ガイドラインの topic ……………………………………… 藤本佳久　481

ベーシック編

● Case study　典型症例と診療のポイント

・Case 1　心原性心停止，PCAS，TTM：典型症例と診察のポイント
　……………………………………………………………… 井上明彦，石原　諭　486

・Case 2　重症くも膜下出血：典型症例と診察のポイント ………………… 小畑仁司　497

● Q & A

・FOUR スコアによる意識レベル評価のコツ ……………………………… 星山栄成　506

・集中治療で役立つ，脳神経反射，神経所見の取り方とそのコツ ………… 梁　成勲　513

・脳波：基礎編．脳波の基本，救急外来や ICU での脳波モニタリング方法と
　その利用法について ……………………………………………………… 中本英俊　525

・教えてください！ てんかん，痙攣，てんかん重積の違い ……………… 久保田有一　537

救急・集中治療

Vol 30 No 4 2018

- 体温管理療法で使用する鎮静薬/鎮痛薬/筋弛緩薬は通常の ICU での重症患者の
  鎮静・鎮痛とどこが違うのですか? ……………………………… 有元秀樹　543
- 体温管理療法におけるシバリングの評価と防止方法について ………… 秋山恭子　550
- 脳酸素飽和度モニタリング …………………………………… 伊原慎吾, 木下浩作　555
- 頭蓋内圧の意味, 正常値, そのモニタリング, モニタリングの注意点
  ……………………………………………………… 宍戸　肇, 河北賢哉, 黒田泰弘　562
- 重症頭部外傷における頭蓋内圧亢進状態に対してどのように対処すべきか?
  ………………………………………………………………… 横堀將司, 横田裕行　569
- 脳神経ドプラ法による脳血流速度測定方法, 特にくも膜下出血における
  脳 vasospasm の評価方法 ………………………………… 藤本佳久, 則末泰博　579

アドバンス編

- 脳波判読のプロフェッショナルになるために ……………………… 久保田有一　590
- 非痙攣性てんかん重積状態 ……………………………………………… 松原崇一朗　595
- 心停止後症候群に対する体温管理療法の適応条件 ……………………… 山下　進　602
- 心拍再開後昏睡状態の患者に対する体温管理療法の前提となる全身管理の方法
  ……………………………………………… 中島竜太, 稲垣伸洋, 佐藤史織　609
- くも膜下出血の神経集中治療:特に電解質異常とその対策 ……………… 岡崎智哉　619
- くも膜下出血における遅発性脳虚血の予防および治療 ………………… 櫻谷正明　625

トピックス編—その常識は正しいか?—

- 敗血症性関連脳障害って何? ………………………… 藤田　基, 小田泰崇, 鶴田良介　632
- 神経集中治療と PICS
  —PICS と PIICS:生体侵襲制御と神経集中治療— ……………………… 小倉崇以　641

注意 本書記載の薬剤の処方に際しましては,必ず添付文書などをご参照のうえ,読者ご自身で十分な注意を払われますようお願い致します.

好評発売中

救急・集中治療
Vol 30 No 2 2018

ER, ICUのための
循環器疾患の見方, 考え方
― エキスパートの診断テクニック ―

特集編集　佐藤 直樹

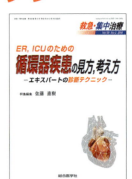

B5判／本文152頁
定価(本体5,600円+税)
ISBN978-4-88378-555-1

目　次

- I. 胸痛・背部痛
  - ●総　論
    - ・疼痛の鑑別
  - ●各　論
    - ・急性冠症候群
    - ・急性大動脈解離・大動脈瘤
    - ・急性心膜炎
    - ・急性下肢虚血
- II. 呼吸困難・動悸
  - ●総　論
    - ・呼吸困難・動悸
  - ●各　論
    - ・急性心原性肺水腫
    - ・急性肺血栓塞栓症
    - ・心房細動
    - ・心室性不整脈
- III. 発　熱（感染症）
  - ●総　論
    - ・発熱（感染症）
- ●各　論
  - ・急性心筋炎
  - ・感染性心内膜炎
- IV. 浮　腫
  - ●総　論
    - ・浮　腫
  - ●各　論
    - ・急性心不全による体液貯留
    - ・急性右心不全（慢性の急性増悪も含む）
    - ・収縮性心膜炎（慢性の急性増悪も含む）
    - ・血栓性静脈炎
- V. ショック・意識障害
  - ●総　論
    - ・ショック・意識障害
  - ●各　論
    - ・心原性ショック
    - ・心タンポナーデ
    - ・心室頻拍・細動（Brugada症候群等を含む）

総合医学社
〒101-0061　東京都千代田区神田三崎町1-1-4
TEL 03(3219)2920　FAX 03(3219)0410　http://www.sogo-igaku.co.jp

エキスパートに学ぶ
神経集中治療

　神経集中治療の対象となる脳障害は，心拍再開後脳障害，脳血管障害（くも膜下出血,脳梗塞,脳出血),頭部外傷,てんかん重積状態,脳障害（熱中症,敗血症,中毒，術後など），急性筋力低下 acute weakness（神経筋疾患，ICU-AW），など多岐にわたる．われわれの救命救急センターでは，ICU 入室患者の約70%が神経集中治療の対象である．

　障害をうけた脳は，低酸素，低血圧，高血糖，などにより障害がさらに悪化し，これが神経学的転帰不良につながる．これを 2 次性脳障害という．したがって2 次性脳障害は予防しなくてはならない．神経集中治療は，障害をうけた脳とその他の全身重要臓器（心，肺，肝，など）のインターラクションを利用して，2 次性脳障害を予防することを主眼とする．

　脳は非常に酸素消費量が多い臓器であり，脳血流量が減少したり，酸素や糖の供給が低下すると容易に障害が起こる.脳の酸素消費量と脳血流量のバランス，つまり脳の酸素需給バランスとそれを乱す因子を理解することにより，脳の酸素需給バランスを維持することができる．神経集中治療の基本はここである．さらに，この 2 次性脳障害を増悪させる因子は，どれか 1 つが短時間でも異常になれば（例えば，高血糖状態の持続），他のすべてが正常に維持できていても 2 次性脳障害を起こしてしまう．障害脳は非常に脆弱である．

　ただ，実際上難しいことがいっぱいある．意識レベル・意識変容とか，脳幹反射とかが障害脳の程度を評価する手段であるが，鎮静薬鎮痛薬の使用中ではこれらは難しい．また血圧にしても，どの程度まで維持すればよいのかという単純な質問に対しても，明確な値を提示することができない．

　それでも，神経集中治療は，患者さんの死亡率減少よりもむしろ，社会復帰率を増加させることを目的として，果敢に立ち向かっていかなくてはならない．若い諸君で神経集中治療に関心を持ってくれる人がさらにさらに増えてくることを願っている．

特集編集　黒田　泰弘　香川大学医学部 救急災害医学

好評発売中

救急・集中治療
Vol 30 No 1 2018

エキスパートに学ぶ
栄養管理のすべて

特集編集　小谷　穣治

B5判／本文 176 頁
定価(本体 5,600 円＋税)
ISBN978-4-88378-554-4

目　次

- ●Introduction
  - ・重症患者での栄養療法総論
- ●Guidelines Now—海外と日本のガイドラインの現況—
  - ・重症患者における栄養療法に関する国内外のガイドライン

ベーシック編

- ●Case study　典型症例と診療のポイント
  - ・Case 1：敗血症症例
  - ・Case 2：外傷症例
- ●Q & A
  - ・重症患者の栄養障害リスク評価法
  - ・経腸栄養耐性の評価方法と腸管蠕動改善薬の意義と効果
  - ・脂質：n-3PUFAs と MCT の理論とエビデンス
  - ・Arginine を強化した栄養剤の理論とエビデンス
  - ・重症患者における Glutamine 投与の理論とエビデンス
  - ・重症患者への蛋白質の投与量とそのモニタリング
  - ・蛋白源としてのペプチドの意義

- ・Prebiotics, probiotics, synbiotics の種類，意義
- ・抗潰瘍薬
- ・東洋医学的アプローチ

アドバンス編
—重症患者の栄養管理をワンランクアップさせるために—
  - ・呼吸不全
  - ・急性腎障害
  - ・肝不全
  - ・急性膵炎
  - ・中枢神経障害
  - ・高度肥満

トピックス編—その常識は正しいか?—
  - ・静脈栄養 (parenteral nutrition)
    —その常識は正しいか?—
  - ・重症患者における経腸・静脈栄養の看護的な問題と対策
    —その常識は正しいか?—

総合医学社
〒101-0061　東京都千代田区神田三崎町 1-1-4
TEL 03(3219)2920　FAX 03(3219)0410　http://www.sogo-igaku.co.jp

特集 エキスパートに学ぶ神経集中治療

Introduction

総論：脳の酸素需給バランスの確保のために

TMG あさか医療センター 神経集中治療部 **江川悟史**

Key words 神経集中治療（医），二次性脳損傷，内頸静脈酸素飽和度，神経集中治療チーム

point

▶ 二次性脳損傷を防ぐべく，脳の酸素需給バランスを確保する．

▶ 内頸静脈酸素飽和度を意識した患者管理を行う．

▶ 神経集中治療はチームで行う．

はじめに

神経集中治療は，米国では Neurocritical care もしくは Neurointensive care とよばれることが多いが，1923 年に Dandy が米国の Johns Hopkins 大学で開始されたのが始まりといわれている．2003 年には米国で Neurocritical Care Society が設立され，世界的にも神経集中治療の重要性が認識されるようになった[1]．

近年，日本でも，先駆者たちの努力により，その重要性は十分に認識されてきており，救急医や集中治療医，麻酔科医，神経内科医，脳神経外科医の中でも興味をもっている医師が増えてきている．今後，体系的に神経集中治療を学び，その専門性を確立するための教育体制がより整備されていくことが必要である．

本稿では，神経集中治療を体系的に学ぶにあたって必要な基礎知識，つまり神経集中治療の根底にある概念について解説する．各論で個々の疾患について up date された解説がなされるが，それらの本幹はここにあると筆者は考える．また 2018 年 1 月 1 日より，筆者は当院に神経集中治療部と Neuro ICU を新たに設立したが，それらの経験から，神経集中治療を日本で行うために必要な概念やシステムの構築について概略を述べる．

できる限りガイドラインや病態生理に沿った神経集中治療の解説を行うが，分野の性質上 randomized controlled trial（RCT）などで確立されたエビデンスがなく，エキスパートオピニオンや個人の意見が反映されてい

る箇所がある点には留意していただきたい.

また,米国の Neuro ICU の経験をされた集中治療医の記事が『救急・集中治療 vol28 No11・12, 2016』に掲載されているため,参考にされたい[2].

神経集中治療を一言で表すとどのような医療となるか

「We need to do a better job for everything」という言葉がある.これは,神経集中治療の大家の Kees Hugo Polderman 先生の言葉であるが,まさに神経集中治療をよく表している.神経集中治療が必要な患者を診ると実感できるが,一時も目を離すことができないことが多々ある.

例えば,頭部外傷患者で頭蓋内圧（intracranial pressure：ICP）が亢進し,脳灌流圧（cerebral perfusion pressure：CPP）を 60 mmHg 以上に保つために,血圧管理や ICP をコントロールしなければならない患者を担当した際はどうだろう？ おそらく,頻回に瞳孔を観察し,$PaCO_2$ を厳重に調整し,体温管理を行い,シバリングのマネージメントを行い,脳波で非痙攣性てんかん重積（nonconvulsive status epilepticus：NCSE）[3] を認めていないかを観察し,体位交換にも気を使うといった状況が容易に想定される.一度,マンニトールや高張食塩水を使用すれば,血漿浸透圧や Na 濃度を頻回に測定し,尿が増えれば尿中 Na 濃度を調べ,異常があればその鑑別をあげなければならない.また厳重に治療をすればするほど,不動化が長期間に及び,合併症を認める可能性が高くなる.いつ敗血症に至るかもわからない.

動脈瘤破裂によるくも膜下出血の患者が入室すればどうだろう？ クリッピング術やコイル塞栓術までのあいだ,再破裂に対して厳重な注意を払わなければならない.それを乗り越えても約 14 日間のあいだ,いつ遅発性脳虚血（delayed cerebral ischemia：DCI）を発症するかわからない.高熱が出れば,体温管理が必要となるが,覚醒下で体温管理装置[*1]を用い体温管理を行えば,24 時間,シバリングとの戦いが始まる.

[*1] 血管内冷却装置や体表冷却装置など.

てんかん重積の疑いがある患者の持続脳波モニタリングを開始すれば,迅速にてんかん波を見つける努力を怠ってはならず,脳波計からはなれられない.NCSE を認めれば迅速に治療を検討しなければならない.

実は以上のような患者が Neuro ICU に入室しているのである.呼吸・循環管理のみならず,体温管理やてんかん重積の管理,どれも重要といえる.「脳を守るためにすべてにおいて,きちんとした管理を行う」これこそ,神経集中治療をよく表した考えであるといえよう.

またこれらは,決して,Neuro ICU に入室してから始まるものではない.救急外来から,もっといえば,プレホスピタルから脳障害（後に解説する二次性脳損傷など）を最小限にすべく治療を開始する必要がある.

以降は,神経集中治療の対象疾患を始め,総論として具体的にどのよう

な病態を意識し，集中治療管理を行っていくかについて，述べたいと思う．

神経集中治療の対象疾患にはどのようなものがあるか

　神経集中治療の対象疾患は，すべての意識障害患者（特に原因不明の意識障害）であると考える．代表的な疾患として，脳卒中，頭部外傷，てんかん重積，心停止蘇生後，非外傷性急性筋力低下，中枢神経感染症などが挙げられる．また，脳神経外科術後や，他の疾患の周術期合併症がある患者も，Neuro ICU で管理する．その他，敗血症性関連脳障害や熱中症，急性中毒なども神経集中治療の対象とされることがある[4]．**表1**に，Neuro-intensivist 養成カリキュラムにおける対象疾患を紹介する．非常に幅広い範囲をカバーしている．Neurocritical Care Society が主催する，トレーニングコースである Emergency Neurological Life Support（ENLS）[*2] の各項目に取り上げられている疾患と考えてもわかりやすい（**表2**）．大事なことは，なるべく早期から神経集中治療医が治療に加わり，神経集中治療が必要な疾患を広く拾い上げることである．当院では，救急外来に対象疾

[*2] Neurocritical Care Society が主催する，神経救急の勉強会．近年日本でも開催がされている．

表1　Neurointensivist 養成カリキュラムにおける対象疾患

●脳血管疾患
　くも膜下出血，脳梗塞，脳出血
　硬膜静脈洞血栓症，脳・頸動脈解離，頸動脈海綿状
●神経外傷
　外傷性脳損傷
　脊髄外傷
●障害，疾患，痙攣，てんかん
　痙攣，てんかん
　神経筋疾患（重症筋無力症クリーゼ，Guillain-Barré 症候群）
　感染
　中毒性-代謝性疾患
　炎症性疾患，脱髄疾患
　神経内分泌障害
●神経腫瘍
　脳腫瘍，転移
　脊髄腫瘍，転移
　癌性髄膜炎
　腫瘍随伴症候群
●脳症
　子癇，HELLP（溶血，肝酵素上昇，血小板現象）症候群
　高血圧脳症
　肝性脳症
　尿毒症性脳症
　低酸素性虚血性脳症，無酸素性脳症
　MELAS（ミトコンドリア脳筋症，乳酸アシドーシス，脳卒中様発作）症候群
●原因不明の意識障害

●臨床症候
　昏睡
　モニタリング監視下および頭蓋内圧測定下での脳ヘルニア
　頭蓋内圧亢進，脳圧低下/循環血液量減少
　水頭症の診断と治療
　脊髄圧迫
　脳死判定，終末期の問題，臓器提供
　植物状態
　自律神経障害（心血管系の不安定性，central fever，過換気）
　可逆性後頭葉白質脳症
　精神科救急疾患（精神病）
●周術期の脳神経学的ケア
●薬物療法

表2 Emergency Neurological Life Support の項目

・気道・換気・鎮静
・薬物療法
・非外傷性筋力低下
・虚血性脳卒中
・脳出血
・くも膜下出血
・昏睡
・頭部外傷
・頭蓋内圧と脳ヘルニア
・心停止後の蘇生
・てんかん重積状態
・脳炎・髄膜炎
・脊髄圧迫
・脊髄外傷

※Emergency Neurological Life Support：ENLS

患患者が搬送となると，脳神経外科医や救急医とともに，その診療にあたるシステムとしている.

　これらの疾患の中でも，くも膜下出血での神経集中治療の有用性が多く報告されている[5~7]. くも膜下出血は，当院では Neuro ICU で 14 日間（場合によっては 21 日間），重症度にかかわらず厳重な管理を行っている. 重症度が低くとも，安心せず，微細な変化や症状に常に気を払っている. Hunt and Kosnik grade が I ～ II の患者に DCI などの合併症なく退院してもらうことも，神経集中治療の大きな役割であると筆者は考える[7].

　また，てんかん重積も神経集中治療のよい適応疾患である. Refractory States Epilepticus（RSE），Super RSE などの症例は，長時間の脳波モニタリングもさることながら，呼吸循環の管理，その他の合併症の管理も含め，Neuro ICU 入室の非常によい適応と考えられる. 初発難治性てんかん重積発作（New-onset RSE：NORSE）とよばれる症例がある. 自己免疫性脳炎や腫瘍関連の脳炎，ヘルペス以外の感染性脳炎などがこれらの原疾患となるが，このような症例では，ステロイドパルス療法や，免疫グロブリン大量療法，血漿交換などが必要となる[8]. また診断のためには，持続脳波モニタリングを施行することが必要であり，Neuro ICU での管理が望ましい. 筆者の印象ではあるが，これらの疾患は，まだまだ見逃されており，一般病棟で管理されていることが多く感じられる. 神経集中治療を施行することで，転帰の改善が期待できる可能性がある.

一次性脳損傷と二次性脳損傷とはどのようなものか

　"一次性脳損傷"とは最初に脳に加わる障害のことである. つまり脳障害の直接的な原因を意味する. "二次性脳損傷"は一次性脳損傷にひき続いて起こる，種々の反応（脳細胞レベル，分子レベルでの反応も含む）に

よりひき起こされる脳障害である．低酸素血症や高二酸化炭素血症，高体温，低血糖，高血糖，また頭蓋内圧・脳灌流圧の低下などが二次性脳損傷をひき起こすことはよく知られている．この二次性脳損傷は，適切な神経集中治療を行うことで最小限に留めることが可能である．

脳酸素需給バランスとは何か

■ 1. 全身臓器の酸素需給バランス

どの臓器でも，臓器保護を行うためには，適切な代謝が保たれなければならない．酸素需給バランスを確保することはその根幹をなす．酸素需給バランスを保つためには，その臓器の酸素供給と酸素需要のバランスが保たれるべきである．酸素需要が，供給を上回った状態では，バランスが崩れ嫌気性代謝が進行する．一般的には，中心静脈酸素飽和度（central venous oxygen saturation：$ScvO_2$）や混合静脈血酸素飽和度（mixed venous oxygen saturation：$S\bar{v}O_2$）などが，臓器酸素需給バランスの指標となりうる．

■ 2. 脳の酸素需給バランス

脳は低酸素に非常に弱い臓器である．$S\bar{v}O_2$ や $ScvO_2$ が全身の酸素需給バランスを反映しているのと類似しているように，内頸静脈血酸素飽和度（oxygen saturation in the jugular venous blood：SjO_2）は脳酸素需給バランスを反映している[9]．内頸静脈には，脳全体から血液が還流する．そのため，SjO_2 は脳循環代謝の出口の状態を反映しているといってもよいだろう．SjO_2 は内頸静脈から逆行性に球部に挿入したオキシメトリーカテーテルのセンサーにより連続モニタリングを施行することができる（ただし後述するように，現在ほぼ行われていない）．SjO_2 の正常値は 60〜80% といわれているが，60% 未満では脳虚血の可能性，80% 以上ではうっ血の可能性がある[9]．

■ 3. 脳酸素消費量（cerebral metabolic rate for oxygen：$CMRO_2$）と脳酸素需給バランス

脳酸素消費の指標である脳酸素消費量（$CMRO_2$）と脳血流量（cerebral blood flow：CBF）のバランスで SjO_2，つまり脳酸素需給バランスは決定される．通常 $CMRO_2$ は 3.6 mL/100 g/min といわれ，全酸素消費量の約 20% 程度を占めているといわれている[10]．**図 1** に示すように，SjO_2 は SaO_2 に依存し，$CMRO_2$ と Hb×CBF の比との関係により規定される（Fick の原理）．さらに，簡略化すると，「SjO_2 は CBF/$CMRO_2$ に比例する」ことになるため，**図 2** に示すように，$SjO_2 = \alpha \times (CBF/CMRO_2)$ とすると理解しやすい[11]．正常では，脳酸素消費量が上昇すると，それに見合った CBF の増加が見込まれ，SjO_2 は保たれる．

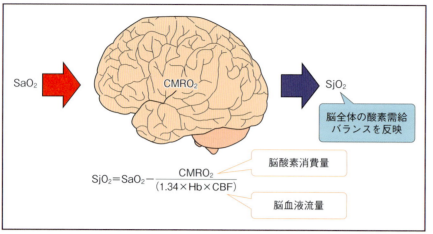

図1 脳酸素需給バランスの指標
SaO₂：arterial oxygen saturation, SjO₂：jugular bulb oxyhemoglobin saturation,
CMRO₂：Cerebral Metabolic Rate for Oxygen, CBF：cerebral blood flow

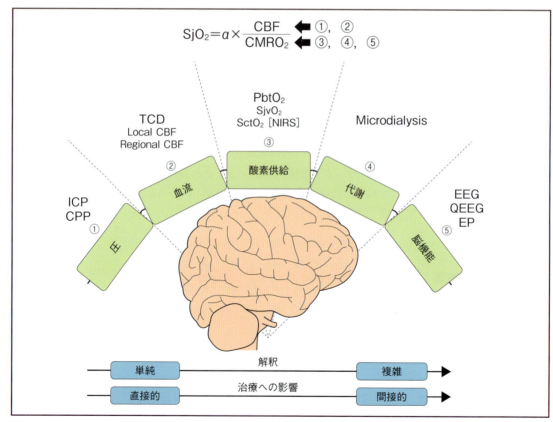

図2 Multimodality Monitoring
ICP：intracranial pressure, CPP：cerebral perfusion pressure, TCD：transcranial Doppler, CBF：cerebral blood flow, PbtO₂：brain tissue oxygen pressure, SjO₂：jugular venous oxygen saturation, SctO₂：cerebral tissue oxygen saturation, NIRS：near-infrared spectroscopy, EEG：electroencephalogram, QEEG：quantitative electroencephalogram, EP：evoked potentials.

（文献11を参照して作成）

一方虚血や極端な低血圧により CBF が低下している際は，SjO_2 が低下するため，脳の酸素需給バランスは崩れる．

また CBF は，CPP と脳血管抵抗で規定され（CBF＝CPP/脳血管抵抗），CBF の自己調節能が保たれている場合は，CPP 自体が変動しても脳血管抵抗を変化させることにより一定に保たれる．自己調節能が障害された場合は，CPP や平均動脈血圧（mean arterial pressure：MAP）の変化が CBF に直接影響するため，例えば血圧低下などにより SjO_2 が低下し，脳の酸素需給バランスが崩れることとなる．

またてんかん重積や重度のシバリング，高体温が継続すれば，$CMRO_2$ は上昇するが，CBF の増加が見合ってなければ，SjO_2 が低下するため，この場合も脳酸素需給バランスは崩れることとなる．

■ 4．具体的な方法

ただし，現在 SjO_2 の連続モニタリングを臨床使用している施設は限られる．SjO_2 は全脳モニタリングであり，局所の脳酸素需給バランスの把握には有用でない可能性があること[12]，また侵襲度や挿入手技自体の問題，連続モニタリングとしての正確性などさまざまな問題点があることが理由である．ただし，概念としては，非常に重要であるため，これらを理解し，神経集中治療を行うことは大切である．将来的には，全身の酸素需給バランスを示唆する乳酸値のような，簡単な指標（バイオマーカーなど）が解明されることが望まれる．

実際この概念を用いて日々の臨床はどのように行うべきなのだろうか？鍵となるのは前述した式，つまり $SjO_2＝\alpha \times (CBF/CMRO_2)$ である．SjO_2 が直接測定できなくとも，CBF や $CMRO_2$ を勘案し，正常に管理することは可能である．CBF＝CPP/脳血管抵抗であるため，CBF を適切に管理するためには，CPP に関連する MAP や ICP を正常範囲にコントロールすることが必要となる（CPP＝MAP－ICP であるため）．ICP が高ければ，ICP を低下させるための段階的治療を行う．MAP が低ければ，ショックに対する治療が必要となる．バイタルサインモニターや ICP モニター，PiCCO®（Pulsion Medical Systems，Germany）や FloTrac™ もしくは EV1000（Edwards Lifesciences，USA）などの循環動態モニターは適切な CBF の管理のために使用しているとも考えられる．また $CMRO_2$ が直接測定できなくとも，脳波モニタリングを行い $CMRO_2$ が過度に上昇する疾患の治療や除外を行うこと，発熱の治療を行い $CMRO_2$ が上昇しないように努めること，体温管理療法（targeted temperature management：TTM）中のシバリングマネージメントを行うことなどにより，$CMRO_2$ の上昇を防ぐことができる．これらのことは，意識しなくとも施行している方もいるかもしれないが，概念を知り，脳酸素需給バランス確保のため，具体的に何をしているかを論理的に考えることで，よりバランスをとった治療が可能かと思われる．

特に脳損傷が高度な症例では，この考え方が大切となる．ここで$PaCO_2$とSjO_2の関係を考えてみる．前述したように，CBFとCPPにはCBF＝CPP/脳血管抵抗の関係があり，脳血管抵抗は，血管系（の4乗の逆数），脳血管長（一定），血液粘度によって決定される．よってCBF＝K×(CPP×r^4)/(L×μ)の関係がある．$PaCO_2$が低下すると，脳血管は収縮するが，血管内径の4乗に比例するため，CBFが影響を受け，SjO_2が低下する．一方，自己調節能が障害されている場合では$PaCO_2$の低下は，ICP低下に伴うCPPの上昇とCBFの上昇につながり，SjO_2が減少しないあるいはむしろ上昇する可能性もある[9]．

つまり，SjO_2のモニタリングを施行できず，簡易的な示標がないのであれば，間接的なモニタリングを行うことで，SjO_2を推測するほかないということになる．これは神経集中治療において multimodality monitoring（MMM）が主流となる理由の一つかもしれないと筆者は考える（図2）．MMMには，機械的なモニタリングとして，持続脳波モニタリング（continuous electroencephalography monitoring：cEEG），頭蓋内圧モニタリング（intracranial pressure monitoring：ICP），脳組織酸素分圧（partial pressure of oxygen in brain tissue：$PbtO_2$），近赤外線分光法（Near-Infrared Spectroscopy：NIRS），マイクロダイアリシス（cerebral microdialysis），経頭蓋カラードプラ法（transcranial color-flow imaging：TCCFI, transcranial Doppler：TCD），自動瞳孔計などがある．それ以外にも，画像，神経所見を始めとする身体所見（Glasgow Coma Scale：GCS, Full Outline of UnResponsiveness Score：FOUR score, Bedside Shivering Assessment Scale：BSAS），各種バイオマーカー（HMGB1, NSEなど）もMMMに含まれる．そのときの患者の状態や各施設で実現可能なリソースに応じて，柔軟に対応することが必要である．

誰が神経集中治療を行うか

ここまでの話から脳という，非常に脆弱ではっきりしない臓器を対象としている神経集中治療は時間と労力を要するものであるということが，冒頭にも述べたとおり明確になってきたかと思われる．モニタリングを施行し，ブラックボックスであった脳の中を見ることを始めたからには，その異常に対して，責務を果たす義務がある．ただし，誰か一人で達成できるものではない．

米国では神経集中治療医の専門医制度があり，その働きが重要視されているが，神経集中治療医だけがいても，神経集中治療はできない．最も大切なのは，神経集中治療チームである．24時間側にいてくれ，1〜2時間ごとに神経所見をとってくれる看護師，脳波コンサルテーションをいつでも受けてくれる脳波モニタリングルームのてんかん専門医，MMMを可能にしてくれる臨床工学技師，多くの薬剤の相互作用や副作用をチェックし

てくれる薬剤師，離床のタイミングをはかってくれる理学療法士，脳波モニタリングやその他の多くの検査可能にしてくれる検査技師，適切なエネルギー代謝を勘案し栄養管理を施行してくれる栄養士，社会的な背景やその後の対応をしてくれるソーシャルワーカー，患者家族の心のケアをしてくれる臨床心理士，患者家族，一般病棟で管理をしてくれる各科の医師，現場から患者を搬送してくれる救急隊，これらのすべての職種・人々によって支えられている（図3）．神経集中治療医はこれらの多職種が一つになって患者を治すためのコーディネーターである．もちろん，神経学や全身管理に対する十分な知識は必要であるが，チームリーダーとしての適性を備えていることも大切である．我が国では神経集中治療を専門とする医師は少ないが，神経集中治療医がいなくとも，Neuro ICUでなくとも，これらのたくさんのスタッフがうまく調和することで，すばらしい神経集中治療チームがどの病院でも形成できると筆者は感じている．お互いの方法論が異なる場合があっても，各々が，『患者をよくしたい』と考えて医療を行っていることを理解し，合意形成を行うことが最も大切であると日々感じている．

神経集中治療の対象となる患者は意識という，人間が生活をしていくうえで最も大切なものが障害されている．当然，意識を回復させ，家庭復帰や社会復帰をしてもらうことを目的として集中治療を行うが，これは数日や数週間で終わるものではない．この分野においても今後集中治療後症候群（Post Intensive Care Syndrome：PICS）やPost Intensive Care Syndrome-Family（PICS-F）という概念が重要となることが予想される．

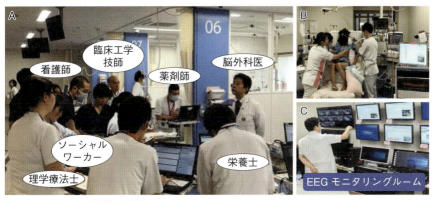

図3　Neuro ICU回診の風景
　A：Neuro ICUチームによる毎日の回診．By systemでのプレゼンテーションを軸に，多職種で合意形成を行える環境で回診を行う．
　B：早期リハビリ．
　C：EEGモニタリングルーム．リアルタイムにNeuro ICUの生体モニターと患者状況が把握可能であり，同時に国際10-20法による脳波モニタリングの解析が行える環境としている．てんかん専門医と臨床検査技師（日本臨床神経生理学会認定技術師）が勤務し管理している．

おわりに

　脳保護をするため，脳の酸素需給バランスを確保するために必要な病態
生理と概念を解説した．これらを達成するためには，多大な時間と労力が
必要である．ただし，意識が悪かった患者が目を開け笑顔で家族とコミュ
ニケーションをとっている姿を見たときは，みんなで喜びとやりがいを感
じることができる分野である．

　我々が考える以上に，脳のために施行可能なことは沢山存在する．その
ためには，患者に関わる全員が，互いを信頼し，協力し，良き神経集中治
療チームを作りあげることが大切であると筆者は考える．

[文　献]

1 ）小畑仁司：脳卒中診療における neurocritical care への期待—新たなるシステム確立に向けて—．日集中
　　医誌 19：325-330, 2012

2 ）黒田泰弘：神経集中治療—いま最も知りたい 20 の論点—．救急・集中治療 28：835-853, 2016

3 ）永山正雄：非痙攣性てんかん重積状態に関する諸問題—臨床と研究の進歩—．BRAIN and NERVE 67：
　　553-562, 2015

4 ）黒田泰弘：神経集中治療の今後の展望．Intensivist 5：469-481, 2013

5 ）Knopf L, Staff I, Gomes J et al：Impact of a neurointensivist on outcomes in critically ill stroke patients.
　　Neurocrit Care 16：63-71, 2012

6 ）Samuels O, Webb A, Culler S et al：Impact of a dedicated neurocritical care team in treating patients with
　　aneurysmal subarachnoid hemorrhage. Neurocrit Care 14：334-340, 2011

7 ）Egawa S, Hifumi T, Kawakita K et al：Impact of neurointensivist-managed intensive care unit
　　implementation on patient outcomes after aneurysmal subarachnoid hemorrhage. J Crit Care 32：52-55,
　　2016

8 ）Gaspard N, Foreman BP, Alvarez V et al：Critical Care EEG Monitoring Research Consortium （CCEMRC）：
　　New-onset refractory status epilepticus：Etiology, clinical features, and outcome. Neurology：85：
　　1604-1613, 2015

9 ）黒田泰弘：神経集中治療のピットフォール：近赤外線分光法による脳酸素飽和度モニタリング．日集中
　　医誌 22：3-8, 2015

10）黒田泰弘，山下　進，中村丈洋 他：蘇生後脳症における脳循環代謝．日救急医会誌 17：167-176,
　　2006

11）Pandin P, Renard M, Bianchini A et al：Monitoring Brain and Spinal Cord Metabolism and Function. Open
　　Journal of Anesthesiology 4：131-152, 2014

12）Coles JP, Fryer TD, Coleman MR et al：Hyperventilation following head injury：effect on ischemic burden
　　and cerebral oxidative metabolism. Crit Care Med 35：568-578, 2007

特集 エキスパートに学ぶ神経集中治療

Guidelines Now
－エビデンスに基づき改訂されるガイドライン－

神経集中治療ガイドラインの topic

東京ベイ浦安市川医療センター 救急集中治療科 **藤本佳久**

■ はじめに

本稿では神経集中治療分野のガイドラインから2018年に改訂されたばかりの**American Heart Association/American Stroke Association（AHA/ASA）急性虚血性脳卒中ガイドライン**について紹介する[1]．一番の topic は**血管内治療**に関するもので，2017年度に発表された the DAWN Trial[2] と the DEFUSE-3 Trial[3] の結果を受けてその適応が広がっている．読者のほとんどは脳血管内治療を自ら行うことはないであろうが，急性虚血性脳卒中は全身管理が必要な病態であり血管内治療を含めた外科的介入の適応を知っており，適切なタイミングで脳神経外科にコンサルトできる能力を備えている必要がある．

■ 1. 2015→2018年での改訂

脳梗塞急性期の対応において**発症4.5時間以内にrt-PA静注療法の施行をまず目指す**という前提は変わらない[1]．適応内の時間であってもより早期に施行したほうがより良好なアウトカムが見込めるため，各病院でより迅速に対応できるシステムを構築する必要がある[4,5]．

血管内治療に関しては大幅に内容が改訂されている．以前の2015年版では血管内治療が強く推奨される基準として，①発症前の mRS が0〜1（ADL自立），②発症から4.5時間以内にrt-PAが施行されている，③閉塞部位が内頸動脈か中大脳動脈近位

部，④18歳以上，⑤NIHSS≧6，⑥ASPECT≧6，⑦発症から6時間以内に施行可能，が挙げられており（Class Ⅰ，Level of Evidence A），rt-PAが適応外または施行されなかった症例については発症6時間以内での「血管内治療は理にかなっている」というやや控えめな推奨になっていた（Class Ⅱa，Level of Evidence C）[6]．しかしその後，急性期の血栓回収術の有効性を示した研究である MR CLEAN[7]，SWIFT PRIME[8]，EXTENDA-IA[9]，ESCAPE[10]，REVAS-CAT[11] が相次いで発表され，さらにこれらの5つのRCTを対象としたメタ解析を行った HERMES collaboration[12] では，急性期脳梗塞1,287症例を発症12時間以内に血管内治療を施行する群634症例とコントロール群653症例に割り付けて90日後の modified Rankin Scale（mRS）を評価した結果，血管内治療群で有意に良好な結果を示し（調整 OR 2.49 95%CI 1.76〜3.53 $p<0.0001$），NNT は2.6であった（1症例で mRS を1以上軽減する）．サブグループ解析ではrt-PA静注療法が施行されていない症例においても血管内治療の有効性が示された（調整共通 OR 2.43 95%CI 1.30〜4.55）．これらの結果を受けて「②発症から4.5時間以内にrt-PAが施行されている」という基準は2018年版のガイドラインからは削除され[1]，**脳梗塞急性期にはまずrt-PA静注療法を考慮し，その施行如何にかかわらず次に血管内治療を考**

慮するという流れになっている.

血管内治療の時間的制約については，発症 6 時間以内が以前から目安とされていたため[1]（我が国では 8 時間[13, 14]），2015 年版のガイドラインでも発症 6 時間以降の脳血管内治療の有効性は不明であると記載されていた（Class IIb，Level of Evidence C)[6]．しかしその後，2017 年度に DAWN[2]，DEFUSE-3[3] が発表され，2018 年のガイドラインでは，「DAWN または DEFUSE-3 の inclusion criteria を満たし，脳梗塞発症 6〜16 時間以内の症例では脳血管内治療を推奨する（Class I，Level of Evidence A)」，「DAWN の inclusion criteria を満たし，脳梗塞発症 6〜24 時間以内の症例では脳血管内治療は理にかなっている（Class IIa，Level of Evidence B-R)」という項目が追加され[1]，**臨床において最終未発症時刻から 24 時間以内の急性期脳梗塞症例は，症例によっては脳血管内治療が推奨されるようになった**．DAWN および DEFUSE-3 の inclusion criteria を含め，発症 6〜24 時間での血管内治療（thrombectomy）の適応について以下に説明する.

■ 2. 発症 6〜24 時間での血管内治療（thrombectomy）の適応

DEFUSE-3 は欧米 38 施設，DAWN は欧米や欧州を含む 26 施設で行われた多施設 RCT であり，頭蓋内内頸動脈もしくは中大脳動脈（M1）閉塞に対する各々**発症 6〜16 時間，6〜24 時間以内の患者**を対象としており，画像で指摘できる不可逆的な梗塞巣がまだ小さく，予測される可逆的な虚血範囲が画像もしくは神経所見から十分に大きいと判断されるものを，血管内治療群と標準的治療群に分けて 90 日後の神経学的予後を評価している.

DEFUSE-3 では血管内治療群の方が神経学的予後機能は良好となり（mRS：OR

2.77 $p < 0.001$，mRS0〜2（ADL 自立）：45 vs 17% $p < 0.001$），死亡率においても有意差を示し（14 vs 26% $p = 0.05$），合併症は有意差を認めなかった（症候性脳出血：7 vs 4% $p = 0.75$，重大な合併症：43 vs 53% $p = 0.18$)[3]．DAWN においても血管内治療群の方が神経学的予後は良好であり（UW-mRS：5.5 vs 3.4 調整差 2.0 95% CI 1.1〜3.0 事後優位確率 > 0.999，ADL 自立：49% vs 13% 調整差 33% 95%CI 24〜44 事後優位確率 > 0.999），死亡率や症候性脳出血は有意差を認めず[2]，いずれも血管内治療が合併症を増やすことなく神経学的アウトカムを改善させる結果が得られた．両研究ともに，中間解析で血管内治療群の有効性が示されたため当初予定されていた症例数よりも少ない段階で試験終了となっている.

各 trial の inclusion criteria を**表 1** に示す．**mismatch criteria とは MRI-DWI での高信号もしくは CT perfusion（CTP）で灌流を示さない部位を不可逆的な梗塞と考え，CTP で灌流が低下している部位や脳神経所見（NIHSS）で予測される部位を可逆的な虚血とし**，梗塞に至っていない可逆的な虚血部位が広範囲に予測される症例を血管内治療の適応として再灌流による改善を期待するものである．このような inclusion criteria は他の研究においても用いられているが[15, 16]，いずれもデータ不足でカットオフ値が定まっておらず DWI の高信号域が可逆性である可能性[17]も指摘されており，エビデンスを確立するまでには至っていない．また，梗塞および虚血領域の体積を計測する際に software（RAPID software）を使用しているが我が国では流通していない.

■ 3. 我が国での適応

我が国では『rt-PA（アルテプラーゼ）

表1 脳梗塞発症6〜16/24時間で血管内治療が推奨/妥当とされる症例：DEFUSE-3およびDAWN trialのinclusion criteria

	DEFUSE-3	DAWN
最終確認からの時間	6〜16時間	6〜24時間
閉塞血管（CTA/MRA）	内頚動脈か中大脳動脈（M1）	内頚動脈か中大脳動脈（M1）
mismatch criteria	虚血領域/梗塞巣（mismatch ratio） MRI-DWIかCTPで評価 RAPID software（iSchemaView） 梗塞巣＜70mL mismatch ratio ＞1.8 mismatch ＞15mL	NIHSS/梗塞巣 MRI-DWIかCTPで評価 RAPID software（iSchemaView） NIHSS≧10＋梗塞巣≦31mL NIHSS≧20＋梗塞巣：31〜51mL
年齢	18〜90歳	18歳以上
ベースのmRS	0〜2（ADL自立）	0〜1（ADL自立）
発症時のNIHSS	≧6	≧10

（文献2，3を参照して作成）

表2 脳梗塞急性期にまず考慮すべき治療介入

脳梗塞発症からの時間	まず考慮すべき治療	参考ガイドライン/指針
4.5時間以内	rt-PA静注療法	AHA/ASAガイドライン rt-PA静注療法 適正治療指針 経皮経管的脳血栓回収用機器 適正治療指針
6時間（8時間）以内	血管内治療	
6〜24時間以内	血管内治療	DEFUSE-3/DAWNのinclusion criteria 神経所見と画像所見のmismatchを評価する
24時間以降	保存的加療	

（文献1〜3，18，19を参照して作成）

静注療法 適正治療指針 第2版 2012年10月（2016年9月一部改訂）[18]』やDEFUSE-3やDAWNを受けて改訂された『経皮経管的脳血栓回収用機器 適正使用指針 第3版 2018年3月[19]』が発表されており，これらに沿って脳梗塞急性期の積極的な治療介入が行われている．本稿執筆時点ではDEFUSE-3やDAWNのような発症から時間の経過している症例への血管内治療を評価した我が国独自のエビデンスの蓄積は十分とはいえず，臨床でのdecision makingは海外での研究やガイドラインに頼らざるを得ない現状がある．海外でのエビデンスをそのまま用いることには注意が必要であるが，本稿で紹介した研究およびガイドラインを参考にするならば，「脳梗塞発症4.5時間以内ならばまずrt-PAの適応を評価し，6もしくは8時間以内ならば血管内治療を，発症6から24時間以内についてはDEFUSE-3またはDAWNのincusion criteriaを評価し"画像所見の梗塞巣"と"脳神経所見（NIHSS）で予測される虚血領域"とのmismatchの大きさから血管内治療の有効性が期待できるかを評価し，その適応も含めて脳神経外科にコンサルトを行う（表2）」というのが妥当であろう．

　脳梗塞の領域で特に血管内治療のエビデンスは増加の一途であるが未だ十分でなく，臨床でのdecision makingは限られたエビデンスの中でせざるを得ない場合が多い．その中で，血管内治療の適応を含め脳

神経外科に早期にコンサルトを行い，積極的な治療介入でよりよい神経学的予後が望める症例を取りこぼさないことが重要である．将来的には，我が国独自のエビデンスを蓄積し，我が国の脳梗塞治療の実情にあったプラクティスの検討が望まれる．

■ おわりに

AHA/ASA 急性虚血性脳卒中ガイドライン 2018 の topic である血管内治療について DEFUSE-3 と DAWN trial とともに紹介し解説した．脳梗塞に対する血管内治療については研究が多数発表されて続けており日々進歩しているため，Guideline や RCT をはじめとして情報を常にアップデートする必要がある．本稿の情報も時を経ずして古くなり得るが情報のアップデートの一助になれば幸いである．

[文 献]

1) Powers WJ, Rabinstein AA, Ackerson T et al；American Heart Association Heart Council：2018 Guidelines for the Early Management of Patients With Acute Ischemic Stroke：A Guideline for Healthcare Professionals From the American Heart Association/American Stroke Association. Stroke 49：e46-e110, 2018

2) Nogueira RG, Jadhav AP, Haussen DC et al；DAWN Trial Investigators：Thrombectomy 6 to 24 Hours after Stroke with a Mismatch between Deficit and Infarct. N Engl J Med 378：11-21, 2018

3) Albers GW, Marks MP, Kemp S et al；DEFUSE 3 Investigators：Thrombectomy for Stroke at 6 to 16 Hours with Selection by Perfusion Imaging. N Engl J Med 378：708-718, 2018

4) Hacke W, Donnan G, Fieschi C et al；ATLANTIS Trials Investigators；ECASS Trials Investigators；NINDS rt-PA Study Group Investigators：Association of outcome with early stroke treatment：pooled analysis of ATLANTIS, ECASS, and NINDS rt-PA stroke trials. Lancet 363：768-774, 2004

5) Lees KR, Bluhmki E, von Kummer R et al：Time to treatment with intravenous alteplase and outcome in stroke：an updated pooled analysis of ECASS, ATLANTIS, NINDS, and EPITHET trials. Lancet 375：1695-1703, 2010

6) Powers WJ, Derdeyn CP, Biller J et al；American Heart Association Stroke Council：2015 American Heart Association/American Stroke Association Focused Update of the 2013 Guidelines for the Early Management of Patients With Acute Ischemic Stroke Regarding Endovascular Treatment：A Guideline for Healthcare Professionals From the American Heart Association/American Stroke Association. Stroke 46：3020-3035, 2015

7) Berkhemer OA, Fransen PS, Beumer D et al；MR CLEAN Investigators：A randomized trial of intraarterial treatment for acute ischemic stroke. N Engl J Med 372：11-20, 2015

8) Saver JL, Goyal M, Bonafe A et al；SWIFT PRIME Investigators：Stent-retriever thrombectomy after intravenous t-PA vs. t-PA alone in stroke. N Engl J Med 372：2285-2295, 2015

9) Campbell BC, Mitchell PJ, Kleinig TJ et al；EXTEND-IA Investigators：Endovascular therapy for ischemic stroke with perfusion-imaging selection. N Engl J Med 372：1009-1018, 2015

10) Goyal M, Demchuk AM, Menon BK et al；ESCAPE Trial Investigators：Randomized assessment of rapid endovascular treatment of ischemic stroke. N Engl J Med 372：1019-1030, 2015

11) Jovin TG, Chamorro A, Cobo E et al；REVASCAT Trial Investigators：Thrombectomy within 8 hours after symptom onset in ischemic stroke. N Engl J Med 372：2296-2306, 2015

12) Goyal M, Menon BK, van Zwam WH et al；HERMES collaborators：Endovascular thrombectomy after large-vessel ischaemic stroke：a meta-analysis of individual patient data from five randomised trials. Lancet 387：1723-1731, 2016

13) 日本脳卒中学会，日本脳神経外科学会，日本脳神経血管内治療学会："経皮経管的脳血栓回収用機器 適正使用指針 第 2 版" 2015 年 4 月，2015

14) Smith WS, Sung G, Starkman S et al；MERCI Trial Investigators：Safety and efficacy of mechanical

embolectomy in acute ischemic stroke：results of the MERCI trial. Stroke 36：1432-1438, 2005
15) Jovin TG, Liebeskind DS, Gupta R et al：Imaging-based endovascular therapy for acute ischemic stroke due to proximal intracranial anterior circulation occlusion treated beyond 8 hours from time last seen well：retrospective multicenter analysis of 237 consecutive patients. Stroke 42：2206-2211, 2011
16) Ogata T, Nagakane Y, Christensen S et al；EPITHET and DEFUSE Investigators：A topographic study of the evolution of the MR DWI/PWI mismatch pattern and its clinical impact：a study by the EPITHET and DEFUSE Investigators. Stroke 42：1596-1601, 2011
17) Schaefer PW, Hassankhani A, Putman C et al：Characterization and evolution of diffusion MR imaging abnormalities in stroke patients undergoing intra-arterial thrombolysis. AJNR Am J Neuroradiol 25：951-957, 2004
18) rt-PA（アルテプラーゼ）静注療法指針改訂部会　日本脳卒中学会　脳卒中医療向上・社会保険委員会："rt-PA（アルテプラーゼ）静注療法　適正治療指針　第2版" 2012年10月（2016年9月一部改訂）, 2016
19) 日本脳卒中学会, 日本脳神経外科学会, 日本脳神経血管内治療学会："経皮経管的脳血栓回収用機器　適正使用指針　第3版" 2018年3月, 2018

特集 エキスパートに学ぶ神経集中治療

Case study

ベーシック編

Case 1：
心原性心停止，PCAS，TTM：典型症例と診察のポイント

[1] 兵庫県災害医療センター 救急部
[2] 香川大学大学院医学系研究科 博士課程　井上明彦[1,2]，石原　諭[1]

Key words 心停止後症候群，体温管理療法，予後評価

point

▶ 心停止蘇生後患者では心停止後症候群の管理が重要である．

▶ 心停止をひき起こした原因に対して早期に介入する．

▶ 一定の体温での体温管理療法が推奨される．

▶ 体温管理療法中はシバリングのコントロールが重要である．

▶ 単一の検査または所見のみではなく，多元的な検査，所見で予後評価する．

症例提示

症　　例：55歳男性，主訴：なし．

現　病　歴　仕事帰りに駅のホームで突然倒れた．呼びかけに反応なく，呼吸もしていない．居合わせた同僚が救急要請を行い，胸骨圧迫を開始した．駅にあるAEDにより1回除細動が施行された．救急隊現着時，心停止であり波形は心室細動（VF）で，喘ぎ呼吸を認める．除細動を行うもVFは継続．バッグバルブマスク（BVM）により気道は開通で換気も良好であった．搬送を優先して近隣の救命救急センターへ搬送された．

既　往　歴　なし，内服薬：なし．

経　　　過　アンカロンを投与して除細動を施行したところ心拍再開した．心停止から自己心拍再開まで29分であった．意識レベルはGCS：E1V1M1，瞳孔径は3mm/3mmで両側対光反射を認めた．気管挿管を施行．心電図にてST上昇を認め，心エコーでは前壁中隔に壁運動低下を認めたため，緊急で血管造影を行った．血管造影では#6が100％閉塞しており，同部位にPCIを施行し，TIMI Ⅲを得た．呼吸，循環は安定していた．血管内冷却装置により低体温療法を導入した．目標体温は33℃とし，24時間維持し，24時

間かけて復温することとした．ICU入室後，ミダゾラムとフェンタニルによる鎮静鎮痛を開始し，ロクロニウムによる筋弛緩薬の持続投与を行った．持続脳波モニターを併用した．徐々に心拍数は低下し，40～50bpmとなるも，血圧は安定していた．尿量多く，適宜輸液負荷を行い，低K血症を認めたためK製剤の補充をした．予定通りICU入室3日目に復温完了して，鎮静，筋弛緩薬の投与を終了した．ICU入室5日目，意識はGCS：E3VTM5まで回復し，呼吸，循環も安定していたため抜管した．しばらく不穏を認めていたが，入院8日目には意識清明にまで回復し，14日目にその後のリハビリ目的に転院となった．

診療の進め方

我が国では，年間およそ12万件の院外心停止が発生している．Bystander CPR（cardiopulmonary resuscitation）や自動体外式除細動器の普及など，病院前での蘇生処置により転帰は改善傾向にあるものの，転帰良好が期待される一般市民が目撃した心原性心停止でも，1ヵ月後の社会復帰率は8％程度であり依然として低い．

心停止患者においては，自己心拍再開（return of spontaneous circulation：ROSC）後の治療とケアが転帰改善に寄与する一要素と考えられている．院外心停止で最も多い原因は急性冠症候群（acute coronary syndrome：ACS）であり，早期のACSへの治療介入が推奨される．また，心停止後脳障害は転帰に大きな影響を与える．脳虚血によりダメージを受けた脳において，再灌流による二次性脳障害を減少させるために，神経集中治療が転帰改善につながると期待される．体温管理療法やシバリング，呼吸循環管理など，脳酸素需給バランスを保つことが重要である．そして予後評価は，治療方針の決定や患者家族への説明のうえで必要である．適切な時期に，複数の検査，所見で予後評価することが望ましい．

心拍再開後早期の冠動脈造影と冠動脈インターベンション

心停止患者に対して，心停止となった原因の検索と，その介入が重要である．突然の心停止の可逆的な原因として，急性冠症候群および致死性不整脈は重要である．転帰が良好であった成人の院外心停止患者では，心原性疾患が原因として圧倒的に多く，特にACSが最も多い[1]．よって，ROSC後はできるだけ速やかに12誘導心電図や心臓超音波検査を実施し，心原性疾患の鑑別を行うようにする．

院外心停止患者において，ST上昇型心筋梗塞（ST elevation myocardial infarction：STEMI）に対する経皮的冠動脈インターベンション（percutaneous coronary intervention：PCI）を施行した患者は良好な神経学的転帰であった[2]．したがって，心電図において ST 上昇所見があれば，まずは緊急で冠動脈造影（coronary angiography：CAG）を行う．なお，来院後早期における神経学的評価のみで CAG の適応を判断するのではなく，昏睡状態であっても明らかな転帰不良因子がなく ST 上昇型の心電図であれば CAG がすすめられる[3]．ただし，ROSC 後の一過性の再分極異常や高 K 血症などにより ST 変化が起こる場合もあり[4]，ROSC 直後の ST 上昇は ACS とは限らない．一方で，ACS による心停止でも，心電図において ST 上昇や新規の左脚ブロックなどの典型的な所見を呈さないこともある．院外心停止患者においては，冠動脈病変に対する ST 上昇の陽性反応適中率は 96％，陰性反応適中度率は 42％との報告がある[5]．ST 上昇所見がない場合でも，約 60％で冠動脈病変を認め，さらにその約半分で PCI が成功していたとの報告もある[5]．よって，ROSC 後に血行動態が不安定な場合や，CT や血液検査，既往歴などで非心原性の心停止となる原因がない場合には，ST 上昇がなくても早期の CAG を考慮する．

心停止後症候群とは？

心停止後症候群（post-cardiac arrest syndrome：**PCAS**）は，心停止蘇生後患者における，全身性の虚血再灌流により引き起こされるさまざまな病態を包括していう．脳障害，心筋障害，全身性虚血再灌流障害，心停止に至った原因疾患，の 4 種類の病態で構成される[6]．PCAS は，心停止後の死亡または障害の主要な原因である．

PCAS の転帰に重要であるのは脳障害である．脳障害の程度は，心停止時間，つまり脳虚血時間に依存する．これは，適切で確実な心肺蘇生の重要性を意味する．一方で，心拍再開後は，再灌流に伴う脳障害に対する対応が重要である．二次性脳障害の予防には，**体温管理療法**（targeted temperature management：**TTM**）のほか，適切な換気，循環の安定化，痙攣の予防・治療など，全身管理も重要であると考えられている（**図 1**）[7]．

■ 1．体温管理療法

体温管理療法（**TTM**）は，低体温療法と平温療法を含み，二次性脳障害を減少させ，転帰改善につながると考えられている．心停止時の初期心電図波形や発生場所などにより TTM の推奨度は異なる．一方で，禁忌となるものは少ない．ROSC 後に口頭指示に従うまで速やかに意識が回復した患者，蘇生希望がない患者，集中治療室での治療が適応ではない患者，などを除けば，心拍再開後も昏睡が継続している患者には TTM を施行することが望ましい．

目標体温に関しては，2013 年の TTM trial により 33℃と 36℃では神経学的転帰が変わらなかったことが報告され[8]，2015 年のアメリカ心臓

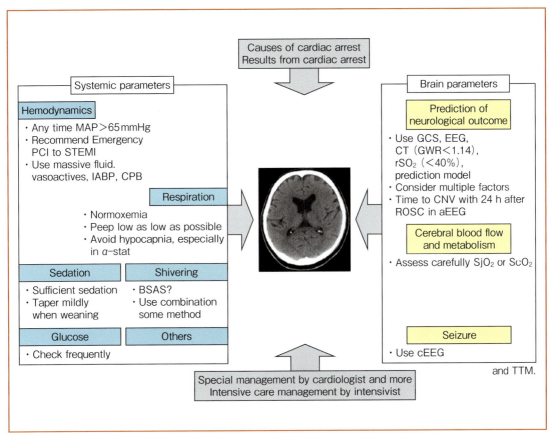

図1 脳機能に焦点をあてた心停止蘇生後治療 （文献7より引用）

協会（AHA）のガイドラインでは，32～36℃で目標体温を選択して維持することが推奨されている[9]．さまざまな議論がなされているが，低体温療法が完全に否定されたわけではない．ただ，低体温療法を行う際には特有の所見があることを理解しておく．具体的には，冷却期の低K血症，寒冷利尿，徐脈などである．低K血症に対してはK製剤の補充をするが復温期には逆にKの上昇に注意し，寒冷利尿に対しては輸液管理を必要とする．徐脈に関しては，低血圧でなければ許容される．なお，冷却期の徐脈（＜50bpm）は33℃では30％みられたが，徐脈となることは神経学的転帰良好と関連し[10]，復温期の心拍数の増加も神経学的転帰良好と関連するとの報告がある[11]．維持期間については，33℃を24時間と48時間（復温0.5℃/時間）での比較では転帰に差はなく[12]，過去の臨床試験の持続時間から，2015AHAガイドラインでは最低24時間維持することが推奨されている．復温やいつまで高体温を避けるかに関しても明確な基準はない．過去の報告からも，復温はゆっくり（0.1～0.25℃/時間）とし，心停止後72時間程度は高体温を避けるべきと考えられる．また，冷

却のデバイスに関しては，血管内冷却と古典的な体表冷却を比較した試験では，血管内冷却のほうが目標体温への到達が早く体温維持は安定するが，マイナー合併症は多く，神経学的転帰に差はなかった[13]．

体温療法に関しては，まだ明らかでないことも多い．今後は，心停止時間や後述する予後評価や，あるいは痙攣や脳浮腫など脳障害が強いことが示唆される場合など，患者に応じた体温設定が必要になるのかもしれない．今後のさらなる研究が望まれる．

■ 2. シバリング

TTM 中で重要なのは**シバリング**の対応である．シバリングは，深部体温の低下を防ぐ生理的反応であり 34～36℃程度で起こりやすい[14]．シバリングにより脳酸素消費量や頭蓋内圧の上昇を引き起こし，また，心筋酸素消費量の増加，ストレス反応の増加など全身への悪影響もある．シバリングは TTM 中にしばしば起こるが，目標体温への到達時間の遅延，あるいは厳密な体温管理の維持の失敗につながる．よって，脳の酸素需給バランスの確保と，確実な体温管理のためにはシバリングを適切に評価して対応する必要がある．シバリング評価には，ベッドサイドシバリング評価スケール（Bedside Shivering Assessment Scale：BSAS）（**表1**）を用いる[15]．シバリングの対応には，ステップワイズ法がある（ベーシック編：Q&A p550 参照）．カウンターウォーミング，NSAIDS，アセトアミノフェンなどの解熱薬，鎮静薬，鎮痛薬さらに無効の場合には筋弛緩薬を投与するものである．基本的にはカウンターウォーミングを行い，かつ気管挿管中なので鎮静・鎮痛薬を持続投与し，これに薬剤の増量，筋弛緩薬や他の鎮静薬の追加，定期的に解熱薬を加える，というのが実践的であろう（**図2**）．薬剤を使用する際にはそれぞれの利点，欠点を考慮して使用する．最初から筋弛緩薬を併用するのであれば，痙攣がマスクされてしまうので，脳波のモニタリングを検討する．なお，シバリングの出現は，神経学的転帰が良好である可能性を示すとされる[16]．しかし，シバリングは脳の酸素需給バランスを大きく崩すので，積極的に予防，治療する．

表1　ベッドサイドシバリング評価スケール

Score	Definition
0	**None**：no shivering noted on palpation of the masseter, neck, or chest wall
1	**Mild**：shivering localized to the neck and/or thorax only
2	**Moderate**：shivering involves gross movement of the upper extremities（in addition to neck and thorax）
3	**Severe**：shivering involves gross movements of the trunk and upper and lower extremities

（文献 15 より引用）

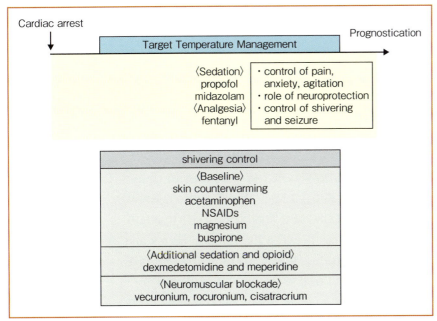

図2 シバリングに対する鎮静・鎮痛薬　　　　　　　　　　（文献7より引用）

予後予測

予後予測することは治療方針の決定のために，あるいは家族への説明のためにも重要である．ここでは，予後予測する方法を6つの側面から述べる．

■ 1. 身体所見

意識レベル評価法である Glasgow Coma Scale（**GCS**）は，簡易的で速やかに実施可能である．予後予測因子として重要なのは運動反応（M）である．しかし，GCS M1 の患者でさえ，TTM 後に良好な神経学的転帰（CPC1，2）[*1] が半数あるとの報告もある[17]．ROSC から 72 時間後における両側瞳孔の**対光反射消失**は高い特異度で神経学的転帰不良の予測因子となるが，感度は低い．同様に，ROSC 後 72 時間での**角膜反射の両側消失**も転帰不良の予測因子となるが，対光反射よりもやや特異度は低い．なお，ROSC から 48 時間以内の**ミオクローヌス**は神経学的転帰不良と関連しているが，転帰良好の症例報告もあり，対光反射の方が強い予測因子であると考えられている．よってミオクローヌスは他の指標との組合せでのみ推奨されている[18]．近年は**自動瞳孔計**による正確な測定が可能である．対光反射は施行者によって測定精度が異なるが，自動瞳孔計を用いると 100％の特異度かつ陽性適中率で転帰不良を予測し[19]，脳波（electroencephalogram：EEG），体性感覚誘発電位（somatosensory evoked potentials：SSEP）と同程度の予測能をもつ．

[*1] グラスゴー・ピッツバーグ脳機能・全身機能カテゴリー（The Glasgow-Pittsburg Outcome Categories）は，心肺蘇生が成功した傷病者の状態を評価するために広く用いられており，脳機能カテゴリー（cerebral performance categories：CPC）は脳に関する機能を評価する分類法である．
CPC1：機能良好
CPC2：中等度障害
CPC3：高度障害
CPC4：昏睡，植物状態
CPC5：死亡もしくは脳死
に分類する．一般的に，転帰良好を CPC1～2，転帰不良を CPC3～5，とする．

身体所見では，体温や鎮静・鎮痛薬，筋弛緩薬の残存効果による影響を受けやすいため，神経学的診察による予後評価は復温後 72 時間以降に行うことが推奨されるが，薬剤の影響には個人差もあるため，所見を取る際には注意深く行う必要がある．

■ 2. 画像所見

ROSC 直後の頭部 CT において，正常所見であることが必ずしも転帰良好の指標とはならないが，著明な脳障害を示唆する変化は転帰不良を示している．ROSC 後 1 時間以内における灰白質の CT 値/白質の CT 値（gray-white-matter ratio：GWR）＜1.14 は感度 13.3％，特異度 100％で退院時転帰不良（CPC3〜5）を予測でき，ROSC 後 2 時間以内での CT における灰白質と白質の CT 値の差（differences between the cerebral cortex and white matter：DCW）＜5.5 は感度 63％，特異度 100％で退院時転帰不良（GOS1，2）[*2] を予測した[20]．TTM trial では，正式な GWR 測定を行わず放射線科医による視覚的に検出された 24 時間以内の CT における脳浮腫は，感度 14.4％および特異度 97.6％で神経学的転帰不良（CPC3〜5）であった[21]．GWR を測定するための最適な技術や方法，CT を行うタイミングについてはコンセンサスがない．

MRI に関しては，ADC 低下が転帰不良と相関する．低酸素虚血性脳障害は拡散強調画像で高信号に描出される．ROSC 後 2〜5 日の MRI が提案されているが，より早期（ROSC 後 3 時間）の所見で予後予測可能となり，CT の GWR と組合せると感度 87.9％，特異度 100％となる[22]．しかし，まだ症例も少ないので今後の研究が必要であり，また ROSC 後まもない呼吸循環が不安定な状態や厳密な TTM 中での MRI 撮像は現実的ではない．

■ 3. 電気生理学的検査

脳波は ROSC 後 72 時間での評価が推奨される．近年では，ROSC 後 24 時間以内でも平坦脳波，低電位脳波，バーストサプレッションといった不良脳波パターンは，特異度 100％で 6 ヵ月後の神経学的転帰不良（CPC3〜5）を予測するが，感度は 29％であった[23]．持続脳波として，amplitude-integrated electroencephalogram（aEEG）では，ROSC から 36 時間以内に正常な電圧に回復しない場合，100％の特異度で 6 ヵ月後の神経学的転帰不良（CPC3〜5）が予測された．体性感覚誘発電位（somatosensory evoked potential：SEP）では，ROSC 後 24〜72 時間における両側 N20 波形が消失している場合は予後不良である．

■ 4. バイオマーカーなど

心停止後 48〜72 時間での neuron specific enolase（NSE）の上昇と，心停止後 48 時間以内の S-100B の高値は予後不良である．心停止後 72 時間での血清タウ蛋白は，6 ヵ月後神経学的転帰不良で有意に高い．偽陽

[*2] GOS：Glasgow Outcome Scale ＝ 重症脳損傷の転帰の分類法である．
GOS1：死亡
GOS2：植物状態
GOS3：重度障害
GOS4：中等度障害
GOS5：良好な回復

性率2%と低く感度は66%であり，NSEより有用かもしれないとの報告がある[24]．

一般的な施設でも測定できるものとして，アンモニアと乳酸がある．来院時の血中アンモニア濃度は，心停止から病院到着までの時間と相関しているとされ，また来院時アンモニア濃度は転帰と関連するとされる[25]．血中乳酸値は，病院到着時の測定値よりも，その後の推移が重要で，入院後6時間での減少の程度が転帰良好と関連するとされる[26]．

■ 5．いつまで神経学的転帰を評価していくか

心停止30日後のCPC3以上であった患者が90日後にはCPC2以下に改善することもある[27]．心停止蘇生後患者での神経学的転帰の評価としては，心停止後3ヵ月の評価（CPCあるいはmodified Rankin Scale）が，追跡可能期間と症状固定期間のバランスがとられ妥当かもしれない[28]．しかし，長期的な神経学的評価（modified Rankin Scale, GOS, Barthel Index）をした報告の中には，心停止後6ヵ月後と1年後では変化がなかったが，6ヵ月後までは神経学的評価は改善したというものもあり[29]，心停止後の神経学的転帰の評価に最適な時間はまだ確立されていない．

■ 6．救急外来における初療時の予後予測

初期心電図波形・年齢・救急隊目撃の有無・目撃の有無という病院前情報を用いた方法[30]，来院時の近赤外線分光法を用いた局所脳酸素飽和度（rSO$_2$）[31]を指標にした方法，初期波形・ROSC時間・pH・乳酸値・GCS-M・CTのGWR・Alb・Hbの8個の項目を入れてスコアリングする方法（CAST score[32]）など，さまざまな検討がなされている．今後は，これら発症後早期の予後予測法により，TTMの体温設定，維持時間，目標血圧などの治療方針を患者ごとに決定するようになっていくのではないだろうか．

おわりに

さまざまな予後予測方法を述べてきた．注意すべき点は，特に転帰不良と判定して治療方針に反映させる場合は，単一の検査または所見のみで判断するのではなく，多元的な検査，所見で評価することである．AHA2015でも，非TTM患者でROSC後72時間，TTM患者なら復温後72時間以降での評価がすすめられる．転帰良好患者でも，低体温復温終了後72時間以上経ってからゆっくり覚醒する場合もある．状況に応じて，適切なタイミングで，適切な評価をすることが重要である．

［文　献］

1 ） Nagao K, Nonogi H, Yonemoto N et al ; Japanese Circulation Society With Resuscitation Science Study (JCS-ReSS) Group : Duration of Prehospital Resuscitation Efforts After Out-of-Hospital Cardiac Arrest. Circulation 133 : 1386-1396, 2016

2 ） Shavelle DM, Bosson N, Thomas JL et al : Outcomes of ST Elevation Myocardial Infarction Complicated by Out-of-Hospital Cardiac Arrest (from the Los Angeles County Regional System). Am J Cardiol 120 : 729-733, 2017

3 ） Noc M, Fajadet J, Lassen JF et al ; European Association for Percutaneous Cardiovascular Interventions (EAPCI) ; Stent for Life (SFL) Group : Invasive coronary treatment strategies for out-of-hospital cardiac arrest : a consensus statement from the European association for percutaneous cardiovascular interventions (EAPCI)/stent for life (SFL) groups. EuroIntervention 10 : 31-37, 2014

4 ） Wang K, Asinger RW, Marriott HJ : ST-segment elevation in conditions other than acute myocardial infarction. N Engl J Med 349 : 2128-2135, 2003

5 ） Dumas F, Cariou A, Manzo-Silberman S et al : Immediate percutaneous coronary intervention is associated with better survival after out-of-hospital cardiac arrest : insights from the PROCAT (Parisian Region Out of hospital Cardiac ArresT) registry. Circ Cardiovasc Interv 3 : 200-207, 2010

6 ） Stub D, Bernard S, Duffy SJ et al : Post cardiac arrest syndrome : a review of therapeutic strategies. Circulation 123 : 1428-1435, 2011

7 ） Nakashima R, Hifumi T, Kawakita K et al : Critical Care Management Focused on Optimizing Brain Function After Cardiac Arrest. Circ J 81 : 427-439, 2017

8 ） Nielsen N, Wetterslev J, Cronberg T et al ; TTM Trial Investigators : Targeted temperature management at 33 degrees C versus 36 degrees C after cardiac arrest. N Engl J Med 369 : 2197-2206, 2013

9 ） Callaway CW, Donnino MW, Fink EL et al : Part 8 : Post-Cardiac Arrest Care : 2015 American Heart Association Guidelines Update for Cardiopulmonary Resuscitation and Emergency Cardiovascular Care. Circulation 132 : S465-S482, 2015

10） Thomsen JH, Nielsen N, Hassager C et al : Bradycardia During Targeted Temperature Management : An Early Marker of Lower Mortality and Favorable Neurologic Outcome in Comatose Out-of-Hospital Cardiac Arrest Patients. Crit Care Med 44 : 308-318, 2016

11） Inoue A, Hifumi T, Yonemoto N et al : The impact of heart rate response during 48-hour rewarming phase of therapeutic hypothermia on neurological outcomes in out-of-hospital cardiac arrest patients. Crit Care Med 2018, in press

12） Kirkegaard H, Soreide E, de Haas I et al : Targeted Temperature Management for 48 vs 24 Hours and Neurologic Outcome After Out-of-Hospital Cardiac Arrest : A Randomized Clinical Trial. JAMA 318 : 341-350, 2017

13） Deye N, Cariou A, Girardie P et al ; Clinical and Economical Impact of Endovascular Cooling in the Management of Cardiac Arrest (ICEREA) Study Group : Endovascular Versus External Targeted Temperature Management for Patients With Out-of-Hospital Cardiac Arrest : A Randomized, Controlled Study. Circulation 132 : 182-193, 2015

14） Brophy GM, Human T, Shutter L : Emergency Neurological Life Support : Pharmacotherapy. Neurocrit Care 23(suppl 2) : S48-S68, 2015

15） Badjatia N, Strongilis E, Gordon E et al : Metabolic impact of shivering during therapeutic temperature modulation : the Bedside Shivering Assessment Scale. Stroke 39 : 3242-3247, 2008

16） Nair SU, Lundbye JB : The occurrence of shivering in cardiac arrest survivors undergoing therapeutic hypothermia is associated with a good neurologic outcome. Resuscitation 84 : 626-629, 2013

17） Hifumi T, Kuroda Y, Kawakita K et al ; J-PULSE-Hypo Investigators : Effect of Admission Glasgow Coma Scale Motor Score on Neurological Outcome in Out-of-Hospital Cardiac Arrest Patients Receiving Therapeutic Hypothermia. Circ J 79 : 2201-2208, 2015

18） Nolan JP, Soar J, Cariou A et al : European Resuscitation Council and European Society of Intensive Care

Medicine Guidelines for Post-resuscitation Care 2015 : Section 5 of the European Resuscitation Council Guidelines for Resuscitation 2015. Resuscitation 95 : 202-222, 2015

19) Solari D, Rossetti AO, Carteron L et al : Early prediction of coma recovery after cardiac arrest with blinded pupillometry. Ann Neurol 81 : 804-810, 2017

20) Yamamura H, Kaga S, Kaneda K et al : Head Computed Tomographic measurement as an early predictor of outcome in hypoxic-ischemic brain damage patients treated with hypothermia therapy. Scand J Trauma Resusc Emerg Med 21 : 37, 2013

21) Moseby-Knappe M, Pellis T, Dragancea I et al ; TTM-trial investigators : Head computed tomography for prognostication of poor outcome in comatose patients after cardiac arrest and targeted temperature management. Resuscitation 119 : 89-94, 2017

22) Jeon CH, Park JS, Lee JH et al : Comparison of brain computed tomography and diffusion-weighted magnetic resonance imaging to predict early neurologic outcome before target temperature management comatose cardiac arrest survivors. Resuscitation 118 : 21-26, 2017

23) Sondag L, Ruijter BJ, Tjepkema-Cloostermans MC et al : Early EEG for outcome prediction of postanoxic coma : prospective cohort study with cost-minimization analysis. Crit Care 21 : 111, 2017

24) Mattsson N, Zetterberg H, Nielsen N et al : Serum tau and neurological outcome in cardiac arrest. Ann Neurol 82 : 665-675, 2017

25) SOS-KANTO 2012 Study Group : Initial Blood Ammonia Level Is a Useful Prognostication Tool in Out-of-Hospital Cardiac Arrest- Multicenter Prospective Study (SOS-KANTO 2012 Study). Circ J 81 : 1839-1845, 2017

26) Hayashida K, Suzuki M, Yonemoto N et al ; SOS-KANTO 2012 Study Group : Early Lactate Clearance Is Associated With Improved Outcomes in Patients With Postcardiac Arrest Syndrome : A Prospective, Multicenter Observational Study (SOS-KANTO 2012 Study). Crit Care Med 45 : e559-e566, 2017

27) Gold B, Puertas L, Davis SP et al : Awakening after cardiac arrest and post resuscitation hypothermia : Are we pulling the plug too early? Resuscitation 85 : 211-214, 2014

28) Becker LB, Aufderheide TP, Geocadin RG et al ; American Heart Association Emergency Cardiovascular Care Committee ; Council on Cardiopulmonary, Critical Care, Perioperative and Resuscitation : Primary outcomes for resuscitation science studies : a consensus statement from the American Heart Association. Circulation 124 : 2158-2177, 2011

29) Tong JT, Eyngorn I, Mlynash M et al : Functional Neurologic Outcomes Change Over the First 6 Months After Cardiac Arrest. Crit Care Med 44 : e1202-e1207, 2016

30) Goto Y, Maeda T, Nakatsu-Goto Y : Decision-tree model for predicting outcomes after out-of-hospital cardiac arrest in the emergency department. Crit Care 17 : R133, 2013

31) Nishiyama K, Ito N, Orita T et al ; J-POP Registry Investigators : Regional cerebral oxygen saturation monitoring for predicting interventional outcomes in patients following out-of-hospital cardiac arrest of presumed cardiac cause : A prospective, observational, multicentre study. Resuscitation 96 : 135-141, 2015

32) Nishikimi M, Matsuda N, Matsui K et al : A novel scoring system for predicting the neurologic prognosis prior to the initiation of induced hypothermia in cases of post-cardiac arrest syndrome : the CAST score. Scand J Trauma Resusc Emerg Med 25 : 49, 2017

2018年度　年間購読受付中

☞ *Critical Care* の総合誌

救急・集中治療

隔月刊＋臨増号／B5判／本文平均200頁(通常号)／定価(本体5,600円〜＋税)(通常号)
定価(本体6,500円＋税)(臨増号)

■ 2018年(30巻)の特集予定 ■

1号	エキスパートに学ぶ 栄養管理のすべて	編：小谷穣治
2号	ER, ICUのための 循環器疾患の見方, 考え方 —エキスパートの診断テクニック—	編：佐藤直樹
3号	エキスパートに学ぶ ショック管理のすべて	編：垣花泰之
4号	エキスパートに学ぶ 神経集中治療	編：黒田泰弘
5号	エキスパートに学ぶ Sepsis 敗血症バンドル (仮)	編：松田直之
6号	エキスパートに学ぶ 心不全治療の極意 (仮) —Evidence and Experience—	編：佐藤直樹
臨増号	徹底ガイド DIC のすべて 2018 (仮) ：(以下続刊)	編：丸藤　哲

■ 2017年(29巻)の特集 ■

通常号：定価 (本体 4,600円＋税)
臨増号：定価 (本体 6,400円＋税)

1・2号	ARDS —その常識は正しいか？—	編：大塚将秀
3・4号	不整脈 —その常識は正しいか？—	編：里見和浩
5・6号	ショック管理 —ショックと臓器障害連関のメカニズム—	編：垣花泰之
7・8号	抗菌薬 —その常識は正しいか？—	編：志馬伸朗
9・10号	エキスパートに学ぶ 呼吸管理のすべて	編：大塚将秀
11・12号	エキスパートに学ぶ 輸液管理のすべて	編：鈴木武志
臨増号	ER・ICUにおける 手技の基本と実際 —ベテランに学ぶトラブル回避法—	編：西村匡司

● Honorary Editors
天羽敬祐
早川弘一
島崎修次
相馬一亥
山科　章

● Editors
岡元和文
行岡哲男
横田裕行
久志本成樹
大塚将秀
志馬伸朗
松田直之
山本　剛

● *Critical Care* にたずさわる ICU, 救急, 麻酔, 外科,
　　内科の医師とコメディカル対象に, 解説と情報を満載！

● 読みやすい「Q&A方式」などを用いて編集し, 隔月で刊行！

2018年度　年間購読料　40,000円 (税込)〈通常号6冊＋臨増号1冊〉

■年間購読をお申込の場合, 割引価格でお得です.

■直送雑誌の送料は弊社負担. 毎号刊行次第, 確実にお手元に直送いたします.

■本誌のFAX送信書に必要事項をお書き込みのうえ, お申し込み下さい.

Ⓢ 総合医学社
〒101-0061　東京都千代田区神田三崎町 1-1-4
TEL 03(3219)2920　FAX 03(3219)0410　http://www.sogo-igaku.co.jp

特集 エキスパートに学ぶ神経集中治療

Case study

ベーシック編

Case 2：
重症くも膜下出血：典型症例と診察のポイント

大阪府三島救命救急センター　小畑仁司

Key words くも膜下出血，蘇生，早期脳損傷，重症度評価，遅発性脳虚血

point

▶ 重症くも膜下出血の急性期では，迅速な気道確保，呼吸，循環の安定化と同時に再出血予防が求められる.

▶ 発症直後の早期脳損傷が転帰不良の最大の要因である.

▶ 重症度を神経所見，画像所見，血液生化学所見，生理学的所見から評価する.

▶ 脳動脈瘤の根治術後は遅発性神経脱落症状の予防，早期発見，治療が重要である.

症例呈示

症　例：60歳，男性

主　　訴　意識障害

現 病 歴　自宅トイレで突然倒れ，音を聞いた家人により昏睡状態で発見された．数分後には応答可能となり，近医に救急搬送された．頭部CTにてくも膜下出血（subarachnoid hemorrhage：SAH）と判明したため，治療目的で当センターに救急搬送された．搬送開始時，意識はほぼ清明であったが，車内で嘔吐とともに昏睡状態に陥った.

既 往 歴　高血圧症，高脂血症.

身体所見　舌根沈下をきたし，バッグバルブマスク換気にて100%酸素を投与され，SpO_2 100%が維持されていた．血圧：161/96mmHg，脈拍：60回/min．体温：35.6℃．
意識レベル：Japan Coma Scale（JCS）300，Glasgow Coma Scale（GCS）3（E1，V1，M1），瞳孔：2.5/2.5mm，対光反射：-/-．

入院時血液検査所見
　　　［血液ガス，血算，止血，生化学］（表1）

表1　血液検査データ

血液ガス			生化学			血算		
pH	7.318		Glu	220	mg/dL	WBC	14,400	$10^3/\mu L$
pCO$_2$	47.0	mmHg	BUN	18	mg/dL	RBC	3.95	$\times 10^6/\mu L$
pO$_2$	625.8	mmHg	Crea	1.2	mg/dL	Hb	12.7	g/dL
HCO$_3$	23.6		UA	6.6	mg/dL	Ht	39.1	
BE	−2.8		Na	143	mmol/L	MCV	99	fL
THb	12.8		K	3.4	mmol/L	MCH	32.2	pg
Na	143	mmol/L	Cl	107	mmol/L	MCHC	32.5	%
K	3.36	mmol/L	Ca	8.2	mmol/L	Plt	251	$10^3\mu g$
Ca	1.15	mmol/L	T-Cho	221	mg/dL	St	6	%
Cl	102	mmol/L	TG	218	mg/dL	Seg	73	%
AnGap	20.8		TP	6.6	g/dL	Ly	15	%
O$_2$Sat	99.8	%	Alb	3.5	g/dL	Mo	4	%
COHb	0.3	%	A/G	1.1		Eo	0	%
MetHb	0.6	%	T-Bil	0.3	mg/dL	Ba	2	%
Glu	215	mg/dL	AST	24	U/L			
LA	3.91	mg/dL	ALT	35	U/L	止血		
			AP	27	U/L	PT	11.6	sec
			LD	197	U/L	PT-act	107	%
			γ-GT	30	U/L	PT-INR	0.97	
			ChE	353	U/L	APTT	22.7	sec
			Amy	81	U/L	Fbg	218	mg/dL
			CK	151	U/L	AT-Ⅲ	98	%
			CRP	0.11	mg/dL	D-dimer	6.9	$/\mu L$

表中色アミ　ピンク：異常高値，青：異常低値.

［頭部 CT］（図1）
［頭部 CT アンギオグラフィー］（図2）

入院後経過　マスクホールドのもと酸素投与を継続しつつ，末梢静脈路を確保し，採血を行った．ミダゾラム，ブプレノルフィン，エスラックスを投与し，橈骨動脈圧をモニターしつつ収縮期血圧を 120mmHg 以下に維持して気管挿管を行った．

胸部 X 線写真確認後，頭部 CT を実施，ひき続き CT アンギオグラフィー（CT angiography：CTA）を施行し，前交通動脈瘤を確認した．心電図および心エコー検査では特記すべき異常を認めなかった．

ついで脳神経外科医により開頭脳動脈瘤クリッピング術，脳槽ドレナージ，外減圧術，脳圧計設置術が実施され，ICU に入室した．

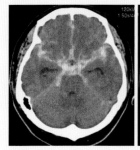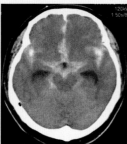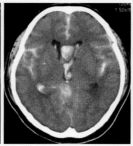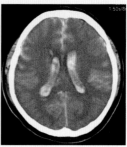

図1 初期蘇生後の頭部CT

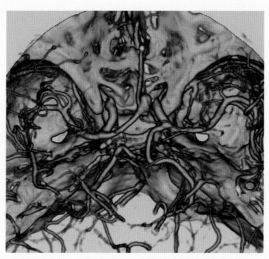

図2 3-D CTA

ICU入室後，冷却マットによる34℃の体温管理療法を導入し，経腸栄養を開始した．フロートラックセンサーを用いて循環動態をモニターし，塩酸ファスジルの経静脈投与，スタチン，プレタール，ニカルジピンの内服投与と脳槽ドレナージからウロキナーゼの髄腔内投与を行った（4日間）．

Day 2：Hb 8.6 g/dL と低下，照射赤血球濃厚液を4単位輸血．
Day 3：1℃/day で復温開始．
Day 6：36.0℃を維持．脳血管撮影．脳血管攣縮がないことを確認．
Day 7：冷却マットを除去，鎮静薬を終了．
Day 9：意思疎通可能，脳槽ドレナージ抜去，脊髄ドレナージ挿入．
Day 11 から3日間 25%アルブミン 100 mL 投与．
Day 12：CTA再検，ICPセンサー抜去（ICP＜10 mmHgで経過）．

頭蓋形成術後，高次脳機能障害の評価とリハビリテーションのため，2ヵ月後にmodified Rankin Scale 2で回復期リハビリテーション病院へ転院となった．6ヵ月後には現職に社会復帰した．

診療の進め方

■ 1. 重症くも膜下出血（SAH）の発症直後の病態

　脳動脈瘤破裂は頭蓋内圧（ICP）の急激な上昇をもたらし，平均動脈圧に達すると脳循環が停止する[1]．動脈瘤壁内外の圧較差が減少すると，止血されやすくなるが，一方で脳灌流圧の低下から**全脳虚血**に陥る．脳動脈瘤破裂時の経頭蓋ドプラ検査（transcranial Doppler：TCD）所見では，一過性の脳循環停止が確認されている[2]．脳循環障害の程度を反映して，種々の程度の意識障害をきたす．発症後早期に搬入される重症SAH患者は，**虚血後再灌流状態**にあり，脳動脈瘤の破裂部位は血栓によりかろうじて閉鎖されている状態であり，再破裂を起こす危険が高い．SAH発症直後から生じる**早期脳損傷**[*1]が転帰不良の最大の原因である[3]．

■ 2. 急性期初期診療（表2）

　確実な気道確保と**再破裂予防**が最優先である．発症直後のSAH患者は再破裂をきたしやすく，再破裂は転帰不良に直結することを念頭におき診療を進める[4,5]．患者は嘔吐し，誤嚥しているかも知れず，著しい高血圧を呈していることが多い．過度の刺激を加えないように注意して，迅速に意識レベルの評価，麻痺の有無，瞳孔所見などの神経学的評価を行った後，**十分な鎮痛，鎮静，降圧**を行う[4~6]．過度の降圧は脳循環の自動調節能が障害された脳に脳虚血をきたすことが懸念されるため，どこまで降圧すればよいかについては十分なエビデンスがない．米国のガイドラインでは収縮期血圧＜160 mmHg（平均血圧＜110 mmHg）とされているが[7,8]，わが国では120 mmHg以下まで降圧する施設も多い[4,9]．

　重症SAHでは，まれならず**心筋運動の異常**や**肺水腫**を合併する．心電図や心エコー検査による心筋運動の評価[*2]，胸部X線写真撮影を施行し，呼吸，循環の安定を図る[4~8]．必要に応じてカテコラミンの投与や呼気終末陽圧換気にて対処する．痙攣をきたした場合は抗てんかん薬を投与して積極的に治療する[5,8]．

*1 SAH発症後72時間以内に生じる脳傷害を早期脳損傷という．血腫による物理的損傷，脳循環停止と再灌流から派生するさまざまな機序が想定されている[29]．

*2 たこつぼ型の心筋運動障害が多くみられるが，必ずしもたこつぼ型とは限らない．発症機序からneurogenic stunned myocardiumと表現できる[30]．

表2　重症くも膜下出血の急性期初期診療

- 気道確保
- 鎮痛，鎮静
- 収縮期血圧＜160 mmHg（できれば＜120 mmHg）
- 適切な酸素化
- WFNSとHunt and Hess gradeの評価
- 心筋運動障害の評価
  心電図，エコー，胸部X線，血行動態モニタリング
- 頭蓋内圧と脳灌流圧の管理
- 血液生化学検査，止血検査
- 痙攣患者に対しては抗てんかん薬投与
- 頭部CTとCTアンギオグラフィー（MRIとMRアンギオグラフィー）

■ 3．脳動脈瘤の診断と治療

CT による SAH の診断にひき続いて CTA により動脈瘤の部位を診断する[8]．ただし，最重症例では造影剤の血管外漏出を認めることがあり，その場合の予後はきわめて不良である[10]．脳血管内治療に移行する場合はかならずしも CTA を要しない．

くも膜下出血の重症度評価

■ 1．神経学的評価（表3）

Hunt and Hess 分類[11]，Glasgow Coma Scale（GCS）スコアと局所神経症状の有無を組合せた World Federation of Neurological Surgeons（WFNS）分類[12] が用いられている．最近，わが国の脳神経外科学会主導で実施された「SAH 急性期における WFNS grading 再評価研究」により，modified WFNS 分類が提唱された[13] *3．modified WFNS 分類は局所神経症状を加えず，GCS スコアのみによる分類で，各 Grade が転帰と良好に相関することが統計的に示された．発症直後に意識レベルが悪くても時間経過とともに回復する症例が少なくない．Grade V に分類される症例でも，瞳孔所見や時間的要因を加味して総合的に手術適応を決定する．

■ 2．画像評価（表4）

CT による SAH の評価はゴールド・スタンダードである．Fisher 分類は遅発性脳虚血の発症と関連して提唱されたもので[14]，現代の CT では多くの SAH 症例が Group 3 に分類される．厚い SAH を伴った場合は，脳室内出血や脳内出血の有無によらず Group 3 に分類することに注意する．modified Fisher 分類は SAH の厚みと脳室内出血の組合せによるもので，Fisher 分類よりも正確に遅発性脳虚血の発症を予測できる[15]．

全脳浮腫（global cerebral edema）は，CT で，①大脳半球の脳溝と基

*3 術前の GCS と退院時および3ヵ月後の Glasgow Outcome Scale と modified Rankin Scale の関連を検討した．我が国の多施設前向き観察研究．38 施設が参加し，2010 年10 月から2016 年3月の間に 1,656 例のSAH 患者が登録された．

表3　くも膜下出血の神経学的重症度

Grade	Hunt and Hess 分類	WFNS 分類	modified WFNS 分類
I	無症状か，最小限の頭痛および軽度の項部硬直をみる	GCS スコア 15，局所神経症状なし	GCS スコア 15
II	中等度から強度の頭痛，項部硬直をみるが，脳神経麻痺以外の神経学的失調はみられない	GCS スコア 14〜13，局所神経症状なし	GCS スコア 14
III	傾眠状態，錯乱状態，または軽度の巣症状を示すもの	GCS スコア 14〜13，局所神経症状あり	GCS スコア 13
IV	混迷状態で，中等度から重篤な片麻痺があり，早期除脳硬直および自律神経障害を伴うこともある	GCS スコア 12〜7，局所神経症状の有無は不問	GCS スコア 12〜7
V	深昏睡状態で除脳硬直を示し，瀕死の様相を示すもの	GCS スコア 6〜3，局所神経症状の有無は不問	GCS スコア 6〜3

WFNS：World Federation of Neurological Surgeons，GCS：Glasgow Coma Scale.　　（文献 11，12，13 を参照して作成）

表 4　くも膜下出血の CT 分類

	Fisher scale	modified Fisher scale
0	なし	SAH, IVH ともになし
1	SAH, IVH ともになし	ごく軽度または薄い SAH, いずれの側脳室にも IVH なし
2	びまん性の薄い SAH, 厚さ＞1mm の血腫なし	ごく軽度または薄い SAH, 両側側脳室に IVH あり
3	局所的に厚さ＞1mm の血腫	厚い SAH, いずれの側脳室にも IVH なし
4	脳室内出血または脳内出血が主体, 厚い SAH を伴わない	厚い SAH, 両側側脳室に IVH あり

SAH：subarachnoid hemorrhage, IVH：intraventricular hemorrhage.　　　　　　　　　　（文献 14, 15 を参照して作成）

底槽がほぼ完全に消失し, ②半卵円中心のレベルで皮随境界が脳表近くまで手指状に延長し, 両側性に広範に離解する所見をいう. 発症時の意識障害や重症度と関連し, 死亡と転帰不良の独立した予測因子である[16].

　MRI 拡散強調画像でみられる**発症直後の脳梗塞（ictal infarction）**は, 多発散在性にみられ脳動脈瘤の部位に関連しない. 重症例に多く, 一過性の脳循環停止, 急性脳血管攣縮, 微小循環障害を反映するとされ, 転帰は概して不良である[17].

■ 3. 血液生化学的評価

　SAH 発症時のストレスにより内因性カテコラミンが急上昇し, 血糖上昇（**ストレス高血糖**）とカリウムの低下をもたらす. ストレス高血糖の程度[18], あるいは血糖/カリウム比（ストレス・インデックス）[19] は重症度の指標として有用である. くも膜下腔の血液がもたらす凝固・線溶亢進を反映して血清 D-dimer が上昇し, その程度は重症例ほど顕著である[20].

■ 4. 生理学的評価

　生体侵襲がもたらす全身性の急性炎症の各種指標は SAH の重症度に関連する. SIRS（Systemic Inflammatory Response Syndrome）[21], APACHE（Acute Physiology and Chronic Health Evaluation）II score[22], SOFA（Sequential Organ Failure Assessment）score[23], Acute physiologic derangements score[24], SAPS（Simplified Acute Physiology Score）II [25] などの有用性が報告されている.

術後管理

　脳動脈瘤の根治術後は, 合併症予防と SAH 発症後第 4～14 病日にかけて発症する**遅発性神経症状**[*4]の予防, 早期発見と治療が重要である[6～8,26].

■ 1. 予　防

　早期手術の際に脳槽ドレナージを留置して脳槽内血腫の早期除去を試みるほか, 塩酸ファスジルやオザグレルナトリウムの静脈内投与が強く勧め

*4 従来, 遅発性神経症状の発生は脳血管攣縮と同義と考えられていたが, 脳血管攣縮を伴わずに遅発性に神経症状を呈する例もある. その発生には脳主幹動脈の攣縮のほか, 早期脳損傷, 微小循環障害, 大脳皮質拡延性抑制, 微小血栓などが複合的に関与すると考えられている.

表5　遅発性脳虚血を検出するための検査法

神経学的検査	昏睡患者や鎮静下の患者には適用できない.
経頭蓋ドプラ検査	非侵襲的. 主幹動脈の狭小化を間接的に検出できる. 中大脳動脈の流速<120 cm/s であれば脳血管攣縮は否定的, >180 cm/s であれば極めて疑わしい.
血管画像検査	脳血管撮影はゴールド・スタンダードで必要があれば血管内治療に移行できる. CTアンギオグラフィー, MRアンギオグラフィーはより低侵襲で, スクリーニングに有用.
脳灌流画像検査	CT灌流画像, MR灌流画像により脳血流の評価ができる.
持続脳波	α/δ 比の低下, α 波の変化は遅発性脳虚血の予測に最も鋭敏で特異的である.
マルチモダリティモニタリング	頭蓋内圧, 脳組織酸素分圧 (PbtO$_2$), マイクロダイアリシス.

られる[6]. 欧米では nimodipine の経口投与が勧められるが[7,8,26], わが国では認可されていない. 脳血管攣縮予防のための triple H 療法：循環血液量増加 (hypervolemia), 血液希釈 (hemodilution), 人為的高血圧 (hypertension) は勧められない[6,8,26]. **循環血液量は正常範囲**を目標とする.

(1) 症状とモニタリング (表5)

神経学的検査が基本である. 新たな神経症状の出現や悪化があれば明らかであるが, 不穏や多弁, つじつまの合わない会話や食事量低下などに注意し, 何かおかしいと感じたならば, 早期に脳灌流画像や脳血管撮影など, 積極的検査を行うことが肝要である.

神経学的検査が不確実な重症患者では, TCD や持続脳波などが有用である. TCD で中大脳動脈の平均流速120〜150 cm/sec 以上, あるいは1日に 50 cm/sec 以上の増加があった場合, 脳血管攣縮が示唆される[6]. 脳波ではアルファ波変動性の低下が遅発性脳虚血を示唆する[8].

(2) 体温管理

SAH 患者は感染がなくても**発熱**をきたすことが多く, 発熱は脳血管攣縮と転帰不良に関連する[27]. SAH 発症後 14 日間の積極的な平温管理が転帰改善に関与したとの報告がある[*5][28].

(3) 血糖管理

低血糖 (<80 mg/dL), 高血糖 (>200 mg/dL) を避ける[8].

(4) 貧血と輸血

ヘモグロビン 11 g/dL 以下の貧血が 80% 以上の患者にみられる. ヘモグロビン値 8〜10 g/dL 以上を維持するように輸血を行う[8].

(5) 低ナトリウム血症

SAH 患者の 30〜50% にみられ遅発性脳虚血と関連する. **中枢性塩分喪失症候群 (cerebral salt wasting：CSW) と抗利尿ホルモン不適合分泌症候群 (the syndrome of inappropriate secretion of antidiuretic hormone：SIADH)** の可能性がある. 循環血液量は CWS では減少, SIADH では正常もしくは増加している. CSW に対する水分制限は脳虚血を悪化させるので特に注意する. CSW にはナトリウム補充とフルドロコルチゾンの投与

[*5] 通常の体温管理群 (アセトアミノフェン投与と冷却ブランケット使用) と先進的体温管理群 (ジェルパッド式体表冷却装置もしくは血管内冷却装置使用) を比較すると, 後者では有意に良好な体温管理と転帰良好が得られた.

を行う[8, 26].

■ 2. 発症時の治療

　予防的 triple H は推奨されないが，遅発性虚血症状を発症した際には，生理食塩液など晶質液の急速静注による容量負荷，人為的高血圧を施行するとともに塩酸ファスジルの選択的動注療法[6]や経皮的血管形成術を考慮する[6, 26].

まとめ

　　本症例は，Hunt and Hess，WFNS 分類ともに Grade Ⅴであり，CT 所見は Fisher 分類 3 群，modified Fischer 分類 4 群で全脳浮腫を呈し，血液生化学的には血糖と D-dimer はともに高値，カリウムは低値であった．SIRS の診断基準を満たし，APACHE Ⅱスコアは 23，SOFA スコアは 5，acute physiologic derangements score は 2，SAPS Ⅱスコアは 60 であり，各評価項目ともに重症 SAH を示していたが，積極的な体温管理を行い順調に回復して社会復帰を果たすことができた．

［文　献］

1 ）Nornes H：The role of intracranial pressure in the arrest of hemorrhage in patients with ruptured intracranial aneurysm. J Neurosurg 39：226-234, 1973

2 ）Grote E, Hassler W：The critical first minutes after subarachnoid hemorrhage. Neurosurgery 22：654-661, 1988

3 ）Komotar RJ, Schmidt JM, Starke RM et al：Resuscitation and critical care of poor-grade subarachnoid hemorrhage. Neurosurgery 64：397-410, 2009

4 ）小畑仁司，杉江　亮，鱒渕誉宏：重症くも膜下出血の管理．根治術施行までの問題点．脳卒中の外科 35：300-306, 2007

5 ）Edlow BL, Samuels O：Emergency Neurological Life Support：Subarachnoid hemorrhage. Neurocrit Care（suppl 1）：116-123, 2017

6 ）日本脳卒中学会 脳卒中ガイドライン委員会 編：くも膜下出血．"脳卒中治療ガイドライン 2015" 協和企画，pp181-208，2015

7 ）Connolly ES Jr, Rabinstein AA, Carhuapoma JR et al；the American Heart Association Stroke Council；Council on Cardiovascular Radiology and Intervention；Council on Cardiovascular Nursing；Council on Cardiovascular Surgery and Anesthesia；Council on Clinical Cardiology：Guidelines for the management of aneurysmal subarachnoid hemorrhage：a guideline for healthcare professionals from the American Heart Association/American Stroke Association. Stroke 43：1711-1737, 2012

8 ）Diringer MN, Bleck TP, Hemphill JC 3rd et al；Neurocritical Care Society：Critical care management of patients following aneurysmal subarachnoid hemorrhage：recommendations from the Neurocritical Care Society's Multidisciplinary Consensus Conference. Neurocrit Care 15：211-240, 2011

9 ）佐藤光夫，遠藤雄司，佐藤正憲 他：急性期管理　破裂脳動脈瘤急性期の術前管理　3DCTA による診断と徹底的な降圧．"The Mt Fuji Workshop on CVD vol 18　Brain Attack 最前線" にゅーろん社，pp196-198，2000

10）Kobata H, Sugie A, Yoritsune E et al：Intracranial extravasation of contrast medium during diagnostic CT angiography in the initial evaluation of subarachnoid hemorrhage：report of 16 cases and review of the literature. SpringerPlus 2：413, 2013

11）Hunt WE, Hess RM：Surgical risk as related to time of intervention in the repair of intracranial aneurysms. J Neurosurg 28：14-20, 1968

12）Report of World Federation of Neurological Surgeons Committee on a universal subarachnoid hemorrhage grading scale. J Neurosurg 68：985-986, 1988

13）Sano H, Satoh A, Kato Y et al；members of the 38 registered institutions and WFNS Cerebrovascular Disease & Treatment Committee：Modified world federation of neurosurgical societies subarachnoid hemorrhage grading system. World Neurosurg 83：801-807, 2015

14）Fisher CM, Kistler JP, Davis JM：Relation of cerebral vasospasm to subarachnoid hemorrhage visualized by computerized tomographic scanning. Neurosurgery 6：1-9, 1980

15）Claassen J, Bernardini GL, Kreiter K et al：Effect of cisternal and ventricular blood on risk of delayed cerebral ischemia after subarachnoid hemorrhage：the Fisher scale revisited. Stroke 32：2012-2020, 2001

16）Claassen J, Carhuapoma JR, Kreiter KT et al：Global cerebral edema after subarachnoid hemorrhage：frequency, predictors, and impact on outcome. Stroke 33：1225-1232, 2002

17）Hadeishi H, Suzuki A, Yasui N et al：Diffusion weighted magnetic resonance imaging in patients with subarachnoid hemorrhage. Neurosurgery 50：741-748, 2002

18）Lanzino G, Kassell NF, Germanson T et al：Plasma glucose levels and outcome after aneurysmal subarachnoid hemorrhage. J Neurosurg 79：885-891, 1993

19）Fujiki Y, Matano F, Mizunari T et al：Serum glucose/potassium ratio as a clinical risk factor for aneurysmal subarachnoid hemorrhage J Neurosurg 2017 Nov 17：1-6. doi：10.3171/2017.5.JNS 162799. ［Epub ahead of print］

20）Juvela S, Siironen J：D-dimer as an independent predictor for poor outcome after aneurysmal subarachnoid hemorrhage. Stroke 37：1451-1456, 2006

21）Yoshimoto Y, Tanaka Y, Hoya K：Acute systemic inflammatory response syndrome in subarachnoid hemorrhage. Stroke 32：1989-1993, 2001

22）Lantigua H, Ortega-Gutierrez S, Schmidt JM et al：Subarachnoid hemorrhage：who dies, and why? Critical Care 19：309, 2015

23）古川　誠，木下浩作，雅楽川　聡 他：重症クモ膜下出血症例における SOFA score を用いた臓器障害の検討. 日救急医会誌 14：199-205, 2003

24）Claassen J, Vu A, Kreiter KT et al：Effect of acute physiologic derangements on outcome after subarachnoid hemorrhage. Crit Care Med 32：832-838, 2004

25）Schuiling WJ, de Weerd AW, Dennesen PJ et al：The simplified acute physiology score to predict outcome in patients with subarachnoid hemorrhage. Neurosurgery 57：230-236, 2005

26）Francoeur CL, Mayer SA：Management of delayed cerebral ischemia after subarachnoid hemorrhage. Crit Care 20：277, 2016

27）Oliveira-Filho J, Ezzeddine MA, Segal AZ et al：Fever in subarachnoid hemorrhage：relationship to vasospasm and outcome. Neurology 56：1299-1304, 2001

28）Badjatia N, Fernandez L, Schmidt JM et al：Impact of induced normothermia on outcome after subarachnoid hemorrhage：a case-control study. Neurosurgery 66：696-700, 2010

29）Sehba FA, Pluta RM, Zhang JH：Metamorphosis of subarachnoid hemorrhage research：from delayed vasospasm to early brain injury. Mol Neurobiol 43：27-40, 2011

30）Kono T, Morita H, Kuroiwa T et al：Left ventricular wall motion abnormalities in patients with subarachnoid hemorrhage：neurogenic stunned myocardium. J Am Coll Cardiol 24：636-640, 1994

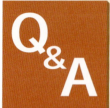

特集 エキスパートに学ぶ神経集中治療

ベーシック編

Q&A FOURスコアによる意識レベル評価のコツ

獨協医科大学 神経内科，同 救命救急センター　星山栄成

Key words　急性期意識障害，AIUEO TIPS，神経学的診察，FOUR score

point

▶ 救急・集中治療における意識障害は，意識レベルの障害のみならず，意識変容を理解する．

▶ 意識障害では，まず気道，呼吸，循環の安定化をはかり，AIUEO TIPSによる簡単な鑑別と意識の評価を行う．

▶ 意識レベルを評価する際には，眼の所見や運動機能を中心とした神経学的徴候を見極め，的確な神経所見を得ることが重要である．

▶ FOUR scoreは，気管挿管患者でも脳幹機能評価ができ，評価者間一致にも優れていることから，神経学的機能予後予測に有用である可能性が示唆される．

救急・集中治療で遭遇する意識障害について教えてください

救急・集中治療で遭遇する意識障害は主に急性期意識障害です．急性期意識障害には，意識レベルの障害と意識変容があります．救急外来受診患者のうち，急性期意識障害を呈するものは4～10％存在します．その原因が神経疾患であるものは，約30％と最も多く，他には中毒，外傷，精神疾患，感染症，内分泌代謝疾患の順にみられます[1]．また，急性期意識障害の原因は，頭蓋内病変によるとは限らないため，気道・呼吸・循環（Airway・Breathing・Circulation：ABC）の安定化をはかり，並行して原因検索を行うことが重要です．一方，脳神経系以外の病態によるICU入室重症患者では，20％以上の例で神経系合併症がみられます．

意識障害患者にまず行うべきことは何ですか？

他の病態と同様に，ABC評価を行い，安定化させることから始めます．これらを行うことが何よりも優先されます（図1）[2]．また，

米国の Neurocritical Care Society が主催している教育コースである，Emergency Neurological Life Support（ENLS）では，意識障害患者の初期評価方法として，"ABCs and Cervical Spine Precautions" を施行しています[3]．ABC の安定化を行った後にすべきことは，AIUEO TIPS（**表1**）による鑑別を行い，並行して神経学的診察を行います．神経診察では，特に，眼の診察，肢位や四肢運動の診察，髄膜刺激徴候が重要です．さらに病歴聴取を行い，「発症様式・臨床経過」と「周囲の状況」を確認することも診断への近道となります．

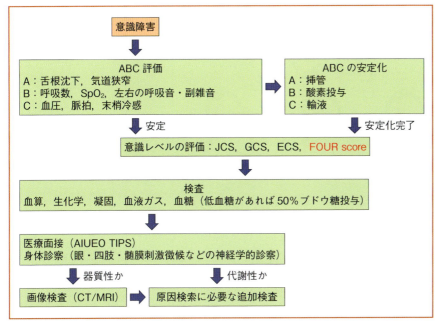

図1　意識障害に対するフローチャート　　　　　　　　（文献2を参照して作成）

表1　AIUEO TIPS

	項目	例
A	Alcohol, Acidosis	急性アルコール中毒，アルコール離脱症候群，アシドーシス
I	Insulin	低血糖，糖尿病性ケトアシドーシス，高血糖
U	Uremia	尿毒症
E	Encephalopathy Endocrine Electrolytes	肝性脳症，高血圧性脳症，Welnicke 脳症 甲状腺クリーゼ，甲状腺機能低下，副腎不全 電解質異常（Na，K，Ca，Mg）
O	Overdose/Oxygen	薬物中毒，CO 中毒，低酸素血症
T	Trauma/Temperature	頭部外傷，低体温症，熱中症
I	Infection	敗血症，髄膜炎，脳炎
P	Psychiatric	ヒステリー，昏迷状態
S	Stroke/Seizure/Syncope	脳卒中，痙攣，失神

Q 意識障害の評価方法には何がありますか？

A 意識障害の重症度評価スケールとして，Japan Coma Scale（JCS），Glasgow Coma Scale（GCS），Emergency Coma Scale（ECS）とFull Outline of UnResponsiveness（FOUR）score（図2）（表2）があります．国内では，1974年に太田らがJCSを考案[4]し広く用いられてきました．国外では，GCSが用いられ，開眼，最良の言語反応，最良の運動反応の項

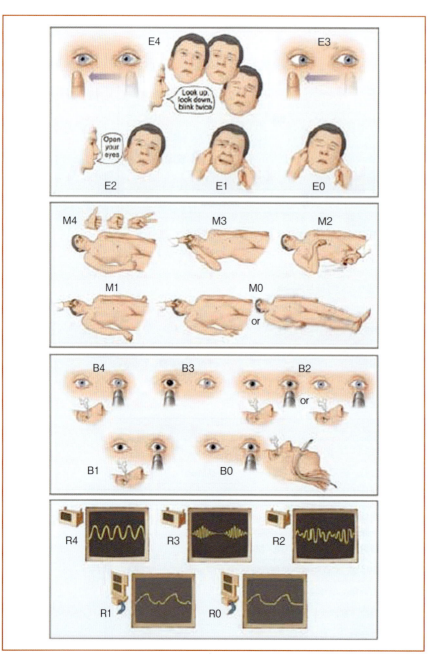

図2 FOUR score（<u>F</u>ull <u>O</u>utline of <u>UnR</u>esponsiveness） （文献8を参照して作成）

表2 FOUR score (Full Outline of UnResponsiveness)

開眼 eye reponse	開眼あるいは指示により開眼，追視，瞬きをする	E	4
	開眼しているが，追視しない		3
	閉眼しているが，大きな声により開眼する		2
	閉眼しているが，痛みで開眼する		1
	痛みを加えても開眼しない		0
運動反応 motor response	指示により親指を立てる，こぶしを握る，ピースサインをする	M	4
	痛みを加えた場所に四肢をもってくる		3
	痛みに対し，屈曲反応		2
	痛みに対し，伸展反応		1
	痛みに対して反応なし，または全身ミオクローヌス状態		0
脳幹反射 brainstem reflexes	対光反射および角膜反射がみられる	B	4
	一側瞳孔散大し，固定している		3
	対光反射または角膜反射消失		2
	対光反射および角膜反射消失		1
	対光反射，角膜反射，咳反射消失		0
呼吸 respiration	非気管挿管，規則的な呼吸	R	4
	非気管挿管，Cheyne-Stokes 呼吸		3
	非気管挿管，不規則な呼吸		2
	人工呼吸器の設定呼吸回数以上の呼吸		1
	人工呼吸器の設定通りの呼吸回数，または無呼吸		0

（文献8を参照して作成）

目を個々に評価しています[5,6]．それぞれの合計点で評価を行い，最低点は3点，最高点は15点となります．しかし，救急患者では，GCSの評価者間一致率が55〜74％と高くないことから，JCSにGCSの運動スコアを加味したECSが提唱されました[7]．そして，近年，救急・集中治療領域において，FOUR scoreが注目されています．

Q FOUR score とはどのようなものですか？

米国 Mayo Clinic から提唱され，急速に普及したスケールで，GCSでは不十分であった，挿管患者に対しての評価や脳幹機能の評価を行うことができます[8]．Four score は眼の反応，運動反応に加えて脳幹反射（瞳孔・角膜反射，咳嗽反射）と呼吸パターンが脳幹機能評価として取り入れられていることが特徴です．これら4項目をそれぞれ0〜4点とし，合計0〜16点で評価します．米国の大学病院ICUに入室した頭部外傷患者60例の検討では，FOUR score は頭部外傷患者の院内死亡率の予測に

関して GCS よりも優れていました[9]．また，心停止後症候群の転帰をFOUR score および Serial Organ Function Assessment（SOFA）score で重症度別に分類できる報告もあります[10]．

Q FOUR score による意識レベル評価のコツを教えてください

開眼（E）については，これまでの評価スケールと異なり，「追視」が加わっています．眼の診かたは，検者の左手で患者の下顎部を押さえて，検者の右第 2 指を指標としてゆっくり動かし，左右・上下を診て，可能なら右上，右下，左上，左下の 8 方向への動きを検査します．運動機能（M）は，GCS の M2 と M3 が FOUR score の M2 に値します．また，全身性のミオクローヌス状態の場合は，M0 となることに注意が必要です．意識障害患者では，しばしば運動機能の詳細な診察は困難ですが，どのような肢位をとっているか，自発運動の左右差はないかなどを観察します．脳幹反射（B）において，瞳孔の観察にはあまり明るすぎる部屋や，暗い部屋は不適切です．瞳孔の大きさ（縮瞳，散瞳，瞳孔不同の有無），形（正円，不正）を視診します．対光反射は，光量の十分なペンライトを用い，患者の視線の外側から瞳孔に光をあてます．1 回目は光をあてた側の瞳孔の収縮を観察します（直接対光反射）．2 回目に反対側の瞳孔の収縮を観察し（間接対光反射），速，鈍，消失のいずれかを判定します（swinging flashlight test）．必ず両眼を検査しなければなりません．しかしながら，瞳孔の正確な評価は困難な場合もあります．近年，近赤外光を利用した定量的瞳孔記録計が導入され，客観的指標を用いることで，正確な評価が可能となりました[11]．また，対光反射と角膜反射が消失している場合には，咳反射を確認してください．呼吸（R）は，挿管している場合，R1 あるいは R0 になります．

［文 献］
1）Kanich W, Brady WJ, Huff JS et al：Altered mental status：evaluation and etiology in the ED. Am J Emerg Med 20：613-617, 2002
2）Young GB：Coma. Ann NY Acad Sci 1157：32-47, 2009
3）Stevens RD, Cadena RS, Pineda J：Emergency Neurological Life Support：Approach to the Patient with coma. Neurocrit Care 23（suppl 2）：69-75, 2015
4）Ohta T, Waga S, Handa W et al：New grading of level of disordered consciousness（author's transl）. No Shinkei Geka 2：623-627, 1974
5）Teasdale G, Jennett B：Assessment of coma and impaired consciousness. A practical scale. Lancet 2：81-84, 1974
6）Jennett B, Teasdale G：Aspects of coma after severe head injury. Lancet 1：878-881, 1977
7）Takahashi C, Okudera H, Sakamoto T et al：The Emergency Coma Scale for patients in the ED：concept, validity and simplicity. Am J Emerg Med 27：240-243, 2009
8）Wijdicks EF, Bamlet WR, Maramattom BV et al：Validation of a New Coma Scale：The FOUR Score. Ann

Neurol 58：585-593, 2005
9) Okasha AS, Fayed AM, Saleh AS：The FOUR score predicts mortality, endotracheal intubation and ICU length of stay after traumatic brain injury. Neurocrit Care 21：496-504, 2014
10) Rittenberger JC, Tisherman SA, Holm MB et al：An early, novel illness severity score to predict outcome after cardiac arrest. Resuscitaion 82：1399-1404, 2011
11) Chen JW, Gombart ZJ, Rogers S et al：Pupillary reactivity as an early indicator of increased intracranial pressure：the introduction of the Neurological Pupil index. Surg Neurol Int 2：82, 2011

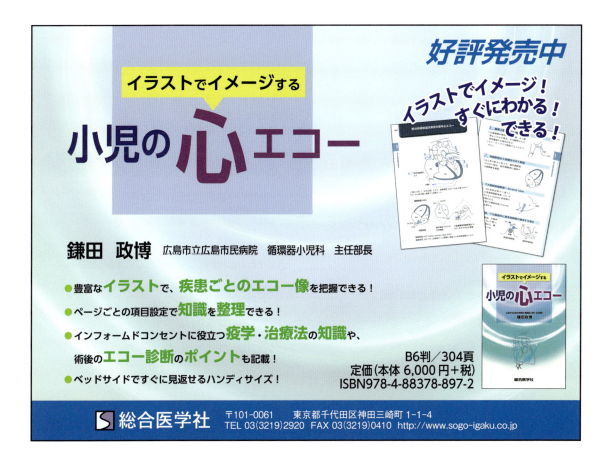

好評発売中

救急・集中治療
Vol 29 No 9・10 2017

エキスパートに学ぶ
呼吸管理のすべて

特集編集　大塚　将秀

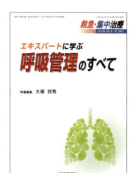

B5判／本文164頁
定価（本体4,600円＋税）
ISBN978-4-88378-552-0

目　次

- ●Introduction
  - ・呼吸管理とは何か
- ●Guidelines Now—海外と日本のガイドラインの現況—
  - ・呼吸療法に関する国内外のガイドライン

ビギナーズ編
- ●Case study
  - ・健常成人の市中肺炎
  - ・慢性閉塞性肺疾患（COPD）の急性増悪
- ●Q & A
  - ・呼吸不全と身体所見
  - ・酸素療法
  - ・Nasal High-Flow Therapy と
    Non-Invasive Positive Pressure Ventilation（NPPV）
  - ・気道確保法
  - ・加温と加湿
  - ・換気モード
  - ・換気モード設定— Do and Don't—
  - ・肺保護戦略
  - ・鎮痛・鎮静・せん妄管理
  - ・人工呼吸からのウィーニングと抜管

アドバンス編
—重症呼吸不全治療をワンランクアップさせるために—
  - ・栄養管理
  - ・Ventilator Associated Event（VAE）対策と
    その他の管理
  - ・呼吸理学療法と早期離床
  - ・人工呼吸法の限界とほかの治療法
  - ・Post-Intensive Care Syndrome（PICS）

トピックス編—その常識は正しいか？—
  - ・人工呼吸中は筋弛緩薬を投与しない
    —その常識は正しいか？—
  - ・高度の酸素化障害では腹臥位療法を行う
    —その常識は正しいか？—

総合医学社　〒101-0061　東京都千代田区神田三崎町 1-1-4
TEL 03(3219)2920　FAX 03(3219)0410　http://www.sogo-igaku.co.jp

特集 エキスパートに学ぶ神経集中治療

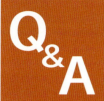

ベーシック編

集中治療で役立つ，脳神経反射，神経所見の取り方とそのコツ

国際医療福祉大学熱海病院 神経内科 脳卒中・神経センター　梁　成勲

Key words 集中治療，脳神経系合併症，医療面接，神経所見

point

- 集中治療領域で脳神経系合併症の割合は少なくない．
- 集中治療領域では，重症患者や鎮静・鎮痛下でも神経所見を取ることは可能である．
- 脳神経系合併症の早期発見には，的確かつ簡潔な病歴聴取と経時的な神経学的診察を行う必要がある．
- 集中治療領域で役立つ，迅速かつ簡易に評価できる神経所見の取り方について解説する．

Q 集中治療領域で神経所見を取ることは必要ですか？

A 集中治療領域において，脳神経系の合併症は多く，その対象は，脳血管障害，非痙攣性てんかん重積状態（nonconvulsive status epilepticus：NCSE[*1]）を含むてんかんなどの脳神経系疾患のみならず，脳神経系以外の重症疾患，代謝性脳症，低酸素虚血性脳症，特に心停止後の心肺再開後の集中治療など多岐にわたります．Bleckらが米国のGeneral ICU（集中治療室）入室例217例を検討した結果，脳神経疾患以外によるICU入室例の12％で神経系合併症がみられ，内訳は代謝性脳症（急性脳症）28.6％，全身痙攣28.1％，低（無）酸素・虚血後脳症23.5％，脳血管障害22.1％，その他23.0％の順となります[1]．ICUに入室した痙攣を伴わない昏睡例に持続脳波モニタリングを行った報告では，対象例236例中19例（8％）がNCSEでした[2]．持続脳波モニタリングを用いた重症患者での検討では，てんかん発作とてんかん重積状態の頻度は，脳梗塞でそれぞれ5％と1～10％，頭部外傷12～50％と10～24％，くも膜下出血4～16％と10～14％，脳内出血10～30と1～24％，心停止後症候群5～40％と30％でした[3]．集中治療領域における脳神経系合併症は，life-threateningなemergencyであり，早期発見・早期治療が肝要です．脳神

[*1] 2012年に公表された「Neurocritical Care Society ガイドライン」は，従来30分以上の持続と規定されたてんかん重積状態の定義を改め，「臨床的あるいは電気的てんかん活動が少なくとも5分以上続く場合，またはてんかん活動が回復なく反復し5分以上続く場合」と定義した．このガイドラインはてんかん重積状態を全身痙攣重積状態(generalized convulsive status epilepticus：GCSE)と非痙攣性てんかん重積状態（NCSE）に分類し，さらにNCSEを複雑部分発作型NCSEと欠神発作型NCSEに分

経系合併症の早期発見には，特定の領域にとらわれない神経救急の知識と経験，的確かつ簡潔な病歴聴取と身体診察，リアルタイムの鑑別診断とdecision-making が求められます．神経内科疾患の診断の約80％は問診と診察のみで可能とも以前からいわれます．画像診断自体はきわめて重要ですが的確な問診と診察に基づく鑑別診断の過程を経ることなく画像診断に走った場合，misleading な結果をまねく危険性があります．わが国の『JRC 蘇生ガイドライン2015』は，神経蘇生の章で「急性意識障害の病態鑑別上，病歴と身体所見は画像診断と同等あるいはそれ以上に有用なので評価すべきです（class Ⅰ）」[4] としています．

Q 集中治療領域で神経所見はどこまで取るべきですか？

A 集中治療領域の特殊な環境として，鎮静・鎮痛薬や筋弛緩薬の使用，挿管管理が行われることが多いです．鎮静・鎮痛はICU における重要な医療行為の一つですが，過剰に過ぎると，在院日数の長期化，人工呼吸の遷延と肺炎の発生，あるいは脳梗塞の発見が遅れる，などの不都合が生じます．集中治療領域の重症患者に対する意識の評価や神経学診察には，必ず一日に一度は鎮静を解除するsedation vacation[5] を実施したうえで行うことが重要です．集中治療領域における脳神経系合併症にはcommon disease から critical disease まで多彩です．脳神経系非専門医が脳神経系合併症の早期診断には，①問診，②最低限の神経所見の診かた，③脳神経系専門医へのコンサルテーションが肝要です．意識障害患者の協力が得られない場合でも，気道確保，呼吸・循環の安定を優先し周囲への問診を並行します．集中治療領域の重症患者への順序正しく系統的かつ詳細な神経学的評価は非現実的であり，全身の評価を迅速に行うとともに下記の総論的な神経系診察を行います[6,7]．神経系診察はワンポイントの評価のみではなく，経時的評価，追加評価が重要です．

- 一般身体診察：外傷有無，急性および慢性内科的疾患の徴候，薬物による症状などを検索する．
  頸椎損傷がないことを確認し項部硬直を評価する．
- 意識状態：意識レベルのほか意識内容の障害である意識変容も評価する．
- 言語反応：失語有無を評価する．
- 呼吸状態：呼吸数，呼吸パターン，肺胞低換気（CO_2 蓄積）を評価する．
- 脳神経系：眼所見，対光反射・角膜反射・咳嗽反射の有無を評価する．
- 運動系：姿勢，運動麻痺の有無，ミオクローヌスや羽ばたき振戦などの不随意運動の有無，痙攣有無を評価する．
- 反射：深部腱反射，病的反射の有無を評価する．
- 髄膜刺激徴候：項部硬直の有無を評価する．

類した．したがってNCSE は痙攣のないてんかん発作が5分以上持続する状態であり，急性あるいは慢性に新たな表現型を呈するてんかんの一状態像である．

・感覚系：疼痛刺激に対する姿勢反応で評価する．

Q 集中治療領域で意識障害の評価はどうすべきですか？

意識障害は，短時間での原因診断と治療の同時進行を要します．家人や付き添い者からの的確かつ迅速な病歴聴取，身体所見の評価を行い，鑑別診断のために適切な検査を行うことが重要です．意識障害には，意識レベル（清明度）の障害と意識内容（意識変容）の障害があります．意識障害の評価には通常 Japan Coma Scale（JCS）と Glasgow Coma Scale（GCS）が用いられ，JCS に GCS の運動スコアを加味した Emergency Coma Scale（ECS）（表1）がわが国から提唱されました．一方，米国のメイヨークリニックから，Full Outline of UnResponsiveness（FOUR）が提唱され，GCS 評価では不十分な脳肝機能の評価や気管挿管例の評価が可能となり重症例の評価に急速に普及しました．GCS・FOUR score の詳細は，本誌の項目 5．星山栄成先生の「FOUR スコアによる意識レベル評価のコツ」（p506）に紹介されるのでその部分を参照していただきたい．しかし，JCS，GCS と ECS の評価方法は意識レベルの評価であり，意識内容，すなわち意識変容の評価スケールは存在しません．集中治療領域患者の神経系合併症，意識障害，特に意識変容の原因として，NCSE の頻度が高いことが明らかになっています．NCSE に関する臨床医の関心が急速に高まっていますがその理解はまだ不十分といえます．NCSE を日常臨床上意識障害の鑑別診断に加えることが重要です．NCSE の臨床スペクトラムの急速な拡大を踏まえて，NCSE を想起すべき病歴と症候を（表2）にまとめました[8]．

意識障害の検査

患者の体に傷をつけず覚醒させる疼痛刺激の与え方は，爪床（手指，足指），眼窩上縁，胸骨，顎関節の圧迫，一側に対する適度な刺激から始めます．意識状態の評価で，言語反応，運動反応や運動麻痺の有無が最低限評価できます．

表1　Emergency Coma Scale（ECS）

1桁	覚醒している（自発的な開眼，発語，または合理的な動作をみる）	
	1	見当識あり
	2	見当識なし
2桁	覚醒できる（刺激による開眼，発語，または従命をみる）	
	10	呼びかけにより
	20	痛み刺激により
3桁	覚醒しない（痛み刺激でも開眼・発語および従命なく運動反射のみをみる）	
	100L	痛みの部位に四肢をもっていく，払いのける
	100W	引っ込める（脇を開けて）または顔をしかめる
	200F	屈曲する（脇を閉めて）
	200E	伸展する
	300	動きがまったくない

L：localize，W：withdraw，F：flexion，E：extension

表2 非痙攣性てんかん重積状態を想起すべき病歴と症候

眼球位置・運動障害	凝視 眼球共同偏倚 自発眼振様眼球運動
自動症	同じ言動の反復：瞬目，咀嚼，嚥下 舌舐めずり パントマイム様顔面自動症
急性意識障害	昏睡状態 意識変容：意識内容の障害 意識レベルの変動
遷延性意識障害	遷延性植物状態 意識レベルの変動
高次脳機能障害	失語 Klüver-Bucy 症候群 健忘
認知障害	認知症 異常行動
精神症候 過換気後遷延性無呼吸発作 反復性意識消失発作 発作性・反復性・原因不明の神経症候 発作間欠期における顔面や四肢の小さなミオクローヌス	

(文献9を参照して作成)

集中治療領域では脳神経系合併による呼吸障害はどう評価するべきですか？

呼吸数は人工呼吸器管理下にない患者について評価します．呼吸パターンは，整，間欠的，失調性あるいはこれらの組合せで評価します．神経救急・集中治療領域の呼吸器系合併症としては換気不全が最も重要です．無呼吸や低換気のリアルタイムのモニターには capnometer による CO_2 モニタリングが有用であり，非挿管例でのモニタリングも可能です．

集中治療領域では脳神経反射はどのように診ますか？

脳神経反射は，脳幹機能の評価です．眼所見，対光反射，角膜反射，咳嗽反射，呼吸型で評価します．意識障害の有無や挿管管理中を問わず評価できます．鎮静・鎮痛薬の影響を回避するため sedation vacation 下で行います．

1. 眼所見

意識障害患者の診察時に眼所見は重要な情報をもたらします．眼瞼，眼位，瞳孔，眼球運動の順に評価し，眼瞼下垂，共同偏倚，瞳孔不同，眼球

運動障害の有無を観察します．各所見の診かたやそこから疑うべき疾患，原因などを表に示します（**表3**）．覚醒している患者では眼瞼下垂は脳幹または半球損傷のいずれかで生じます．瞳孔異常のなかで最も不吉な神経学的徴候として，一側の瞳孔散大し対光反射がみられない場合であり，これは通常一側の大脳半球に存在する拡大性占拠性病変が側頭葉の内側を内下方へ押し下げることによって起きます．代表的な疾患は鈎ヘルニア[*2]（**図1**）であり最も早期かつ明瞭な鈎ヘルニアの徴候は同側の瞳孔散大です．この危険な瞳孔異常は動眼神経の背側面が側頭葉の内側端に隣接していることが関連しています．縮瞳の神経線維は動眼神経の背内側 1/4 を走行しますがその繊維は種々の原因による圧迫に対して脆弱であり，動眼神経支配の外眼筋の明らかな障害がみられる前にしばしば散瞳がみられます．共同偏倚は典型的には破壊性病変または刺激性病変でみられます．前頭眼野を含む破壊性病変では両眼球は病変側の方向に偏倚し，刺激性病変では病巣の反対側に偏倚します．眼球運動を制御する脳幹諸核および神経路は，上行性覚醒系と密に関連して存在します．したがって，意識障害を生じるような器質的病変のある患者が，全く正常な眼球運動を示すことはまれです．

[*2] 通常は一側の大脳半球に存在する拡大性占拠性病変が，側頭葉の内側を内下方へ押し下げ，テントの遊離縁を超えテント切痕内に嵌入した場合に起こる．

（1）眼瞼の検査

検査の際は，安静時眼瞼を注意して観察してから，眼瞼を開きます．眼瞼を開くことに対する強い抵抗と迅速な閉眼は，通常随意的反応であり患者は真の意識障害患者ではないことを示します．

表3　見逃しやすい眼所見の診かた

眼裂 一側眼瞼下垂，同側瞳孔散大	動眼神経麻痺
眼位 水平性共同偏倚	テント上病変（大脳）：病変側に向く テント下病変（脳幹）：健側に向く てんかん：健側に向く
下方への共同偏倚	視床
斜偏倚[*1]	脳幹・後頭蓋窩病変
瞳孔 一側散瞳と対光反射消失	鈎ヘルニア，後大脳動脈や上小脳動脈の動脈瘤
両側散瞳と対光反射消失	重篤な中脳障害，脳ヘルニア
両側散瞳	低酸素虚血性脳症，抗コリン薬 中脳障害，バルビツール
一側縮瞳	脳幹障害，Horner 症候群，視床障害
両側縮瞳	橋出血，有機リン，麻薬
眼球運動 人形の目現象[*2]	中脳から橋の障害
正中固定	橋障害
roving eye movement[*3]	橋障害

[*1]：一側の眼球が下内方へ，他側が上外方へ
[*2]：頭位を上下左右に動かすと，動かした方向と反対方向に眼球が動く
[*3]：両眼が左右にゆっくり動く現象

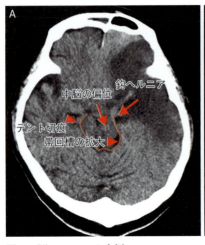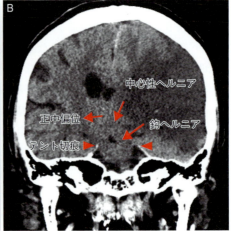

図1 脳ヘルニアの症例
A，B：頭部CT画像

(2) 共同偏倚の検査
意識障害患者では，両上眼瞼を軽く挙げて開眼させ，眼の位置を観察します．側方共同偏倚，垂直共同偏倚，非共同偏倚の有無を観察します．

(3) 瞳孔の検査
瞳孔の観察にはあまり明るすぎる部屋や，暗い部屋は不適切です．意識障害患者では，両上眼瞼を軽く挙げて開眼させて，瞳孔不同有無を観察します．

(4) 眼球運動の検査
集中治療の重症患者では，両上眼瞼を軽く挙げて他動的に開眼させて，しばらくの間自発的眼球運動を観察します．両眼が共同した動きであれば眼球運動系は正常であることを示します．覚醒している患者では，検者の右第2指を指標としてゆっくり動かし，左右・上下，右上，右下，左上，左下の8方向への動きを検査します．左右・上下の4方向では，最終地点で指標の動きを止めて，眼振の有無を観察します．意識障害患者では頭位変換眼球反射（人形の目現象）で評価します．水平および垂直方向での反応がともに正常であれば，前庭神経核からの脳幹経路が正常であることを意味します．覚醒している患者では凝視による随意的抑制によってこの反射反応は抑制されるため行いません．頸椎損傷の可能性がある患者に対する頭位変換眼球反射検査は禁忌となります．

2．対光反射
最も基本的で容易に検査できる脳神経系反応の一つであり，代謝性と器質性昏睡を鑑別するうえで重要です．当センターでは，定量的電子瞳孔計を用いて客観的かつ数値化による定量的に瞳孔評価を行っています．定量的瞳孔記録計は，縮瞳時の的確な判断，対光反射減弱，瞳孔不同の早期発見などに有用です．

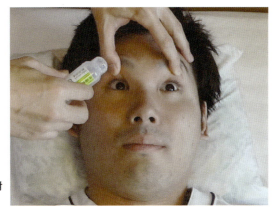

図2 生食滴下による角膜反射の評価

対光反射の検査

対光反射は明るい光のペンライトを用いて検査します．両上眼瞼を他動的に開眼させた状態で患者の視線の外側から瞳孔に光をあてます．1回目は光をあてた側の瞳孔の収縮を観察し（直接対光反射），2回目に反対側の瞳孔の収縮を観察します（間接対光反射）．必ず両眼を検査します．

3．角膜反射

三叉神経と三叉神経脊髄路核から外側脳幹被蓋を経て，動眼神経および顔面神経核へ至る反射経路が評価できます．

角膜反射の検査

こより状に細くした綿片を眼球の側方から眼に近づけ軽く強膜にあて，そこから角膜表面に触れるように行います．当センターでは無菌の生理食塩水液を10～15cmの高さから2～3滴角膜上に滴下して反射を観察しています[9]（図2）．両眼瞼の反射的閉鎖および両眼の上転（Bell現象）が起これば，反射路が正常であることを示します．

4．咳嗽反射

咳嗽反射の検査

気管挿管中の患者では，気管内吸引による咳嗽が起これば反射路は正常であることを示します．

Q 集中治療領域で簡単かつ的確に運動系を評価するポイントはありますか？

鎮静・鎮痛薬や筋弛緩薬は中止後に評価します．意識障害患者や挿管管理中でも評価は可能です．姿勢反応，運動反応，運動麻痺の有無，不随意運動の有無について評価を行います．集中治療領域で急性に進行する運動麻痺の場合は，脳血管障害，炎症性疾患，critical illness neuromyopathy（CINM），ICU-acquired weakness順に疑う必要があります．

CINM は，critical illness polyneuropathy（CIP）と critical illness myopathy（CIM）の病態を合わせた概念です[4]．ICU-acquired weakness は，呼吸筋麻痺がない軽症者を含めて ICU 治療で廃用だけでは説明つかない，筋力低下を認める病態も含めたという概念です[10]．

■ 1. 姿　勢

・除脳硬直

両上下肢の伸展姿勢で脳幹の機能不全を表す所見であり，除脳硬直は除皮質硬直よりも重篤な所見です．

低酸素虚血性脳症，両側中脳障害，低血糖などでみられます．

・除皮質硬直

両上肢の屈曲姿勢と両下肢の伸展姿勢です．内包〜中脳大脳脚障害でみられます．

■ 2. 運動反応

痛み刺激を加えることにより覚醒度と運動反応を同時に検査できます．

運動反応の検査

感覚刺激に対する患者の最良の運動反応を検査します．適切な反応とは，刺激を突き放す，刺激を避けようとするなど刺激から逃れようとする反応であり，顔を歪める場合もあります．

■ 3. 運動麻痺

運動麻痺の原因は多彩ですが，脳血管障害は頻度および重症度が高いです．麻痺の神経学的診察のポイントは，病変部位を推定すること，鑑別診断を考えていくこと，time-critical treatments を見逃さないよう，発症様式，部位診断，随伴症状有無などを考慮し行います（**表 4**）．運動麻痺の身体診察のポイントは，頻度の高い病変部位を中心に（**表 5**）解説します[11, 12]．

運動麻痺の検査

運動麻痺の定量化には徒手筋力テストがよいですが，中枢性の麻痺の検出には工夫が必要です．筆者らは，意識障害患者には疼痛刺激，中枢性運動麻痺の検出には NIHSS（National Institute of Health Stroke Scale：脳卒中の重症度判定），軽度の運動麻痺の検出には上肢 Barré 徴候，第 5 指徴候，下肢 Mingazzini 試験を用いて以下のように評価しています．

・疼痛刺激

顔面を含む四肢それぞれに疼痛刺激を加え，運動反応で評価します．意識障害患者に行います．

・NIHSS の運動上肢

一側ずつ評価します．仰臥位では手掌を下にし，45°に挙上させ，10秒保持させます（**図 3**）．

表4 運動麻痺を呈する病変部位と脳神経救急疾患

病変部位	脳神経救急疾患
大脳半球・脳幹	脳梗塞，脳出血，くも膜下出血，TIA 脳炎・髄膜脳炎，Bickerstaff 脳炎，多発性硬化症，血管炎，脳静脈閉塞症
脊髄	脊髄梗塞，硬膜外血腫，脊髄動静脈奇形などの脊椎血管障害 脊髄損傷，多発性硬化症 急性散在性脳脊髄炎，視神経脊髄炎，脊髄炎，硬膜外膿瘍 脊髄腫瘍
末梢神経	critical illness neuromyopathy，GBS，CIDP，多巣性運動ニューロパチー ICU-acquired weakness
神経筋接合部	重症筋無力症，有機リン中毒，薬物中毒
筋	多発筋炎，皮膚筋炎，周期性四肢麻痺

赤字：頻度が高い疾患　　　　　　　　　　　　　　　　　　　（文献 12 を参照して作成）

表5 運動麻痺の神経学的診察のポイント

大脳半球	・片麻痺が多いが単麻痺もある. ・麻痺以外に下記の随伴症状があれば大脳半球・脳幹が病巣である可能性は高くなる. ・顔面神経麻痺，麻痺側の感覚障害，構音障害，共同偏倚（患側を向く），皮質症状（失語，失行，高次脳障害など）などの随伴症状有無を確認する.
脳　幹	・片麻痺が多いが交代性片麻痺も生じうる. ・複視，共同偏倚（健側を向く），めまい，顔面の感覚障害，構音障害，嚥下障害などの随伴症状有無を確認する.
脊　髄	・片麻痺，単麻痺，対麻痺，四肢麻痺になりうる. ・脳神経症状の出現は少ない. ・疼痛を伴うことはまれであるが，脊髄梗塞や硬膜外血腫では疼痛を伴うため注意が必要である. ・レベル以下の感覚障害，遠位筋優位の筋力低下，深部腱反射亢進，自律神経障害，脊髄性失調性歩行を確認する.
末梢神経	・遠位筋優位の筋力低下，深部腱反射減弱，筋萎縮，線維束性収縮，四肢末梢の感覚障害有無を確認する.

・NIHSS の運動下肢

　一側ずつ評価します．仰臥位では下肢を伸展した状態で 30°挙上させ，5 秒保持させます（**図 4**）.

・上肢 Barré 徴候

　手掌を上にして両腕を挙上させ，閉眼で維持させると，障害側上肢は回内し下に落ちてきます.

・第 5 指徴候

　手掌を下にして，腕と手を前方に提出させると，障害側の小指が外側にそれます.

・下肢 Mingazzini 試験

　仰臥位で両側下肢を挙上させ，股関節・膝関節をほぼ 90°屈曲させて保持させると障害側下肢は落ちてきます．このとき，両側膝関節を離させることがポイントです.

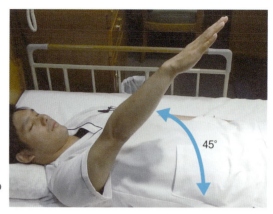

図3 NIHSSによる上肢運動の評価

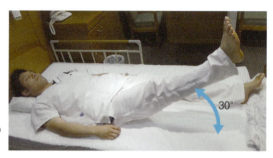

図4 NIHSSによる下肢運動の評価

4. 不随意運動

　不随意運動は，自分の意志にはよらず生じる異常な運動であり，その規則性，周期，大きさ，速さなどにより，ミオクローヌス，ジストニア，バリスム，アテトーゼ，振戦などに分類されます．不随意運動自体は緊急に治療を要することは少ないですがその背景となる病態は緊急を要する場合があります．脳神経救急・集中治療ではミオクローヌスと羽ばたき振戦が重要です．ミオクローヌスは，低酸素虚血性脳症，代謝性脳症にみられることが多く，顔面や四肢の小さなミオクローヌスはNCSEにもみられるため鑑別が必要です．羽ばたき振戦は肝性脳症や腎不全などの代謝性脳症にみられます．

不随意運動の検査

　丁寧に観察します．不随意運動の出現部位，出現状況，誘発因子，症状が軽減する姿勢などを評価します．非専門医にとって不随意運動の性質を評価することが困難なことがあり，その場合にはスマートフォンなどで動画を撮り脳神経系専門医にコンサルテーション時に添付するとよいでしょう．

Q 集中治療領域で役立つ反射の診かたはありますか？

　腱反射は下顎反射，上腕二頭筋反射，上腕三頭筋反射，腕橈骨筋反射（橈骨反射），アキレス腱反射を検査して，亢進，減弱，消失で判定します．腱反射は必ず両側を検査して，左右や上下を比較します．病

的反射は，Babinski 反射と Chaddock 反射を検査します．腱反射は健常者でも個人差が大きく，病的意義づけには慎重である必要があります．左右差があるときには病的意義はあり錐体路障害を意味しますが，左右差がないときには病的意義を認めない場合もあります．一方，病的反射の Babinski 反射と Chaddock 反射は錐体路障害に対する感度や特異度の高い検査であり，集中治療領域や救急領域で迅速な診断に有用です．

(1) 腱反射の検査

腱反射をとるときのポイントは，おおむね 90°前後の適切な肢位をとる，筋肉をリラックスさせる，筋ではなく腱を叩く，手首のスナップをきかせすばやく叩打する，押しつけないことです．

(2) Babinski 反射の検査

患者の足を左手で固定して，爪楊枝の頭部などで足底の外側を踵から上にゆっくりと第 3 趾のつけね付近までこすります．第 1 趾のつけね付近までこすると正常人でも陽性になることもあり注意します．第 1 趾の背屈がみられた場合を陽性とします．必ず両側を検査します（**図 5**）．

(3) Chaddock 反射の検査

患者の足の外果の下を後ろから前へ爪楊枝の頭部でこすります．第 1 趾の背屈がみられた場合を陽性とします．必ず両側を検査します（**図 6**）．

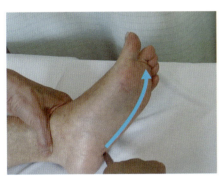
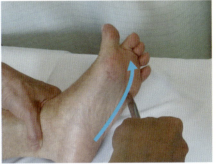

図 5　Babinski 反射

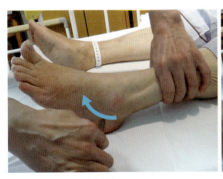
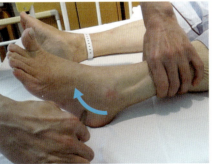

図 6　Chaddock 反射

集中治療領域で髄膜刺激症候の評価はどうすべきですか？

項部硬直と頸部硬直の区別が必要です．髄膜炎やくも膜下出血でも発症後早期には明らかでないことがあるため注意が必要です．

髄膜刺激症候の検査
仰臥位で枕をはずし，頭部を他動的に左右に回旋，前屈，後屈させ評価します．項部硬直は，前屈・後屈時に抵抗し，頸部硬直は左右にも抵抗します．

集中治療領域で感覚障害の評価はどうすべきですか？

感覚障害の原因疾患として，脊髄障害と末梢神経障害の頻度が高いですが脳血管障害にもみられます．脳・脊髄病変ではMRIは有用です．脳血管障害や脊髄障害に詳細な部位診断に関しては，脳神経系専門医にコンサルテーションします．

感覚障害の検査
集中治療領域の重症患者において，詳細な感覚障害の評価は非現実的です．疼痛刺激に対する姿勢反応で評価します．

[文　献]

1） Bleck TP, Smith MC, Pierre-Louis SJ et al：Neurologic complications of critical medical illnesses. Crit Care Med 21：98-103, 1993
2） Towne AR, Waterhouse EJ, Boggs JG et al：Prevalence of nonconvulsive status epilepticus in comatose patients. Neurology 54：340-345, 2000
3） Sutter R, Stevens RD, Kaplan PW：Continuous electroencephalographic monitoring in critically ill patients：indications, limitations, and strategies. Crit Care Med 41：1124-1132, 2013
4） Lowenstein DH：Status epilepticus in adults. Lancet Neurol 14：615-624, 2015
5） 日本蘇生協議会・日本救急医療財団 監："JRC 蘇生ガイドライン2015"へるす出版，2015
6） Resar R, Pronovost P, Haraden C et al：Using a bundle approach to improve ventilator care processes and reduce ventilator-associated pneumonia. Jt Comm J Qual Patient Saf 31：243-248, 2005
7） 永山正雄：神経救急・集中治療患者のみかた．救急医学 37：1547-1551, 2013
8） 梁　成勲，永山正雄：救急外来における神経診察の実際と鑑別診断の進め方．救急医学 40：385-391, 2016
9） 永山正雄，梁　成勲：非痙攣性てんかん重積状態に関する諸問題．BRAIN and NERVE 67：553-562, 2015
10） Wijdicks EF, Bamlet WR, Maramattom BV et al：Validation of a new coma scale：The FOUR score. Ann Neurol 58：585-593, 2005
11） Schweickert WD, Hall J：ICU-acquired weakness. Chest 131：1541-1549, 2007
12） 永山正雄，濱田潤一，三宅康史 編著："神経救急・集中治療ハンドブック 第2版"医学書院，2017
13） 梁　成勲，永山正雄：運動麻痺．猿田亨男，北村惣一郎 監："1336 専門家による私の治療 2017-2018 年度版"日本医事新報社，pp18-19, 2017

特集 エキスパートに学ぶ神経集中治療

ベーシック編

Q&A 脳波：基礎編．脳波の基本，救急外来やICUでの脳波モニタリング方法とその利用法について

TMGあさか医療センター 脳卒中・てんかんセンター 脳神経外科　中本英俊

Key words 救急脳波，脳波モニタリング，非痙攣性てんかん重積，周期性発射

point

▶ 救急脳波は判読時に適切な設定をして読みやすくし，アーチファクトを可能な限り除外するべきである．

▶ 救急脳波での誘導（モンタージュ）は縦誘導を推奨する．

▶ 異常波形は，パターン認識しやすい周期性発射から探すとわかりやすい．

▶ 周期性発射の中でも，高周波数のものや，波形，分布，周波数が変化している場合はNCSEである可能性が高くなる．

▶ 脳波計は施設ごとに使用できる資源をうまく用いて運用し，NCSEの診断や治療が困難であれば速やかに専門施設への転送を考慮するべきである．

はじめに

　脳波のデジタル化により判読時の設定変更によるアーチファクトの軽減，長時間測定ができるようになりました．それにより，全身疾患，脳損傷急性期において，今まで画像検査などで説明できなかった意識障害患者において，脳波上発作が起きているという現象が明らかになりました．これが非痙攣性てんかん重積（nonconvulsive status epilepticus：NCSE）であり，その診断，治療に脳波が必須である所以です．

　また，脳波は脳の機能を非侵襲的かつ持続的にモニタリングできる機器であり，その応用範囲は広がってきています．

　一方で脳波は依然として初学者にはとっつきにくいイメージがあり，救急，集中治療の現場で脳波をこれから判読する医師のために，おさえておくべき重要なポイントを解説します．

脳波を読む前におさえておくべきポイントを教えてください

救急脳波のポイントは，いかにアーチファクト[*1]を減らすかです．救急脳波は，患者の体動，ナースによるケア，機器による交流電源など，さまざまなアーチファクトが混入し判読困難に陥りやすいです．そこで，いかにアーチファクトを取り除き，脳波をきれいに，読みやすくするかの工夫が最も重要なので，それを解説します．いくら波形を勉強しても，判読時にアーチファクトに邪魔されたら全く意味がありませんので，まずはアーチファクト対策を勉強しましょう．普段は技師にお願いすることですが，電極を取り付けるときに，丁寧に頭皮を拭いて抵抗値を下げたり，配線を整えたりすることも重要です．デジタル脳波では，測定後も自由に脳波計の設定が変更できます．以下，判読前に必ずチェックすべき設定を簡単に説明します．

1. **誘導**：まずは縦誘導に設定してください（理由は後述）．
2. **感度**：波を大きくしたり小さくしたりします．最初は 7〜10 μV に設定することが多いですが，脳波の振幅は症例ごとに異なるので，読みながら一番見やすいように調整しましょう．
3. **ハムフィルター（ノッチフィルター）**：交流電源によるアーチファクトを除去する機能です．患者周囲の医療機器によるアーチファクトが混入しやすいので，必ず ON になっているのを確認しましょう．
4. **ハイカットフィルター（HF）**：設定した数値よりも高周波な成分を減衰させます．救急脳波では 50〜60 Hz に初期設定することが多いです．低くすればするほど，アーチファクトが減って読みやすくなりますが，異常所見である速波を見逃したり，筋電図を発作波と間違えたりしやすくなるので注意が必要です．
5. **ローカット（または time constant：TC）**：救急脳波ではあまり変更する機会はないかもしれません．低周波を除去すると，基線のゆれが少なくなり，読みやすくなります．当施設では通常 0.1 s に設定しています．
6. **ビデオ**：高価ではありますが，脳波と同時再生すれば，体動などのアーチファクトの鑑別が容易に行えるので，非常に有用です．

[*1] 脳波記録に混入する脳波以外の現象．生体現象によるもの（筋電図，心電図，眼球運動，呼吸など），環境に起因するもの（交流障害（ハム），輸液ポンプ，人工呼吸器などの医療機器など），脳波計によるもの（電極の装着不良など）に分類される．

当院はいつも耳朶誘導で測定しているのですが？

 救急脳波におけるルーチンの誘導は，単極誘導ではなく，双極誘導，中でも縦誘導をおすすめします（図1）．その理由は，双極誘導であれば，患者の体動，筋収縮による生理的アーチファクトをある程度相殺でき，縦誘導だとシルビウス裂の上下で分けて電極をつなぐため，解剖学的にもわかりやすいからです．代表的な単極誘導である耳朶誘導を

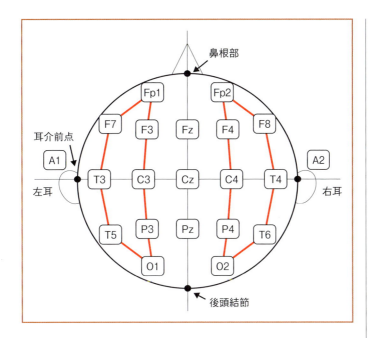

図1 縦誘導

ルーチンにしている施設がわが国では多いかもしれません．しかし耳朶の近くには側頭筋がありますので，特に意識障害患者においては，口の動きなどによる生理的アーチファクトが混入しやすいです．海外でのスタンダードは縦誘導であり，当施設でもまずは縦誘導から判読し，状況に応じて単極誘導に切り替えるようにしています．耳朶誘導は，各電極における振幅の強弱をみたい場合や，全般てんかん患者で棘徐波を検出したいときには有用です．

脳波の読み方の基本を教えてください

- 背景活動[*2]の周波数が何Hzぐらいで，どれぐらいの割合（持続的，間欠的，あるいはほとんど抑制）出ているか
- 周期性発射など，目立った異常波形はみられないか

の2点に注意してみてください．

背景活動について注意すべき点は何ですか

全く正常な脳波はα波からなる（1秒間に8〜13個）背景活動です（図2）．本稿で提示する脳波は，左半球を青色に，右半球を赤色で表示しています．睡眠中や眠くなっているときは目立たなくなり，睡眠波（紡錘波やhumpなど）がみられます．覚醒時と睡眠時の変化があり，上記のような睡眠波が出現するのが，脳の機能が良好な特徴であり，重積後の患者において背景活動や睡眠相がみられれば，予後良好のサインとい

[*2] 棘波など特定の一過性の突発波以外の背景をなし，これら特定のパターンから区別されるような脳波活動．

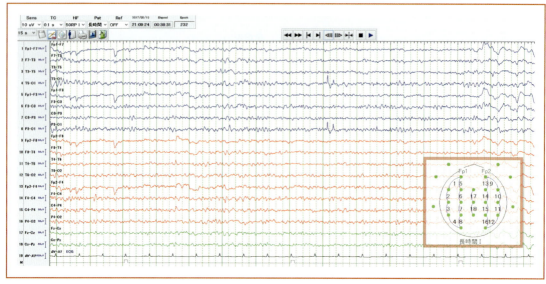

図2 正常脳波
　崖線の間が1秒．左右対称で持続的なα背景活動がみられる．

う前向き試験での報告があります[1]．
　実際はICU入院患者で，脳損傷や全身疾患の急性期で脳の機能が低下しているとき，薬剤による鎮静を行っているときはα波はなかなかみられず背景活動が抑制されたり，徐波になっていることが多いです．

Q 異常な波形について教えてください

A 救急脳波の分野においては，発作かどうかはっきりしない区間について，異常波形をこの3パターンに分類して記載することがアメリカ臨床神経生理学会（American Clinical Neurophysiological Society：ACNS）で提案され[2]，この分類法は現在は世界中で受け入れられています（図3）．この分類において，**周波数の単位はHz（ヘルツ）ではなく，/s（パーセカンド）で統一されています**．
　三波形のうち最も頻度が多いのは周期性発射（pediodic discharges：PDs）であり，脳波に慣れていない場合はこれをまず探すようにしましょう．周期性発射は，要は背景活動よりも明らかに際立っている，間欠的に繰返される発射です．
　律動性デルタ活動（rhythmic delta activity：RDA）は周波数が2〜4/s（1秒間）の粗大な波です．徐波と最初は見分けがつきにくいと思いますが，単なる徐波に比べると形がきれいに揃っているのが特徴で，しばしば周期性発射を合併します．
　棘徐波（spike and wave：SW）は基礎疾患にてんかんがある患者の発作期や，さまざまな症例で周期性発射の周波数が上がってきて間隔がなく

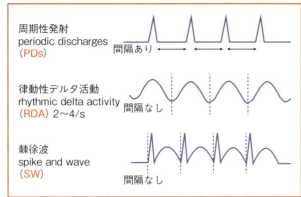

図3 ACNSによる異常波形の分類

なってきた場合，発作に進展した場合にしばしばみられます．周期性発射と違って，棘波（あるいは鋭波）の後に徐波が続き，平坦な部分がありません．周期性発射よりも発作により近い異常波です．

急いでコンサルトが必要な異常波形とは？

救急脳波において発作パターンは多彩で，なかなか単一の方式での完全なスクリーニングは難しいです．初学者でも見つけやすい方式をあえて一つ提案するとしたら，PDsを見つけ，後述する定義にあてはめて発作を同定するというやり方です．PDsはICUで持続脳波を行った患者のうち29％にみられると報告されており[3～5]，病態生理は未だ完全には解明されておらず[6]，「PDs＝発作」ではありませんが，PDsを見つけたら，非痙攣性てんかん重積（NCSE）合併の可能性を考え専門家にコンサルトするのが一つの方法です（これはガイドラインなどで正式に推奨されている方法，というわけではありません）．

では，専門的施設やコンサルテーション先が近くにない場合はどうしたらいいですか？

見つけた周期性発射を，発作とそうでないものに分ける判断基準を紹介します．以下に示すように，PDs周波数が2.5/sに満たず，変化にも乏しい場合や，低周波数（1.0/s未満）が断続的に続く場合（static PDsとよばれる）は，すぐには発作とみなさない傾向にあり，一定期間モニタリング継続し，脳波上で後述のような変化がみられないかどうかを注意して観察するようにしています（図4）．ただし，臨床症状例えば左半身の麻痺や微細な運動と右半球の周期性発射，というように異常波の局在と臨床所見が合致する場合，なおかつNCSEが臨床的に強く疑われる場合は治療介入する場合があります[7]．

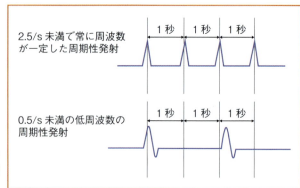

図4 脳波所見では発作と考えにくい周期性発射の例

どんな脳波所見が出たら NCSE と診断しますか？

発作パターンは多彩ですが，以下にいくつか例を図示します（図5）．周期性発射に当てはまらない波形も含まれますが，どんな波形にしろ，**変化がポイント**です．例えば，**周期性発射の周波数，分布，形態が急激に変化していけば，発作と定義する説が今なお有力です**[8]．

近年，明確に診断指針を報告したザルツブルグコンセンサス[7]では，**10秒間に25個以上のてんかん性波形（周期性発射や棘徐波など）の区間がみられる場合，周波数や分布，波形の連続的な変化がみられる場合**などを NCSE としています．

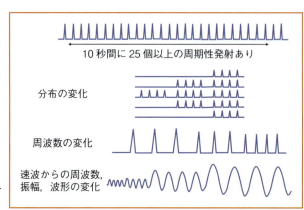

図5 脳波上の発作パターンの例

530　救急・集中治療　vol. 30　no. 4　2018

症例提示 1：典型的な NCSE の症例

症　例：80代女性．左共同偏視と意識障害を呈し搬送された．来院時 GCS：E1V1M4，CT で少量の右慢性硬膜下血腫を認めるが，画像では説明のつかない意識障害であり，10-20 極の持続脳波モニタリングを施行した．

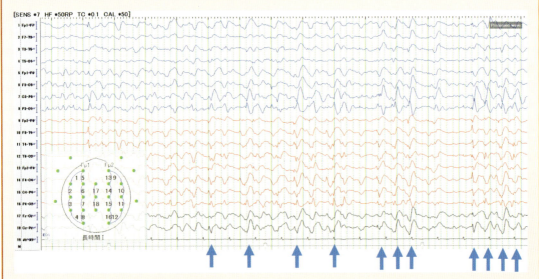

図 6　多発する周期性発射（青色の矢印）

左右に周期性発射が間欠的にみられる．左中心・頭頂領域（青色波形の下半分）が明瞭であるが，右半球（赤）にも振幅は小さいが棘波が出ている．この画面だけでは，周期性発射はまばらで，周波数は 1～2/s であり，まだ**発作とはいえない**．

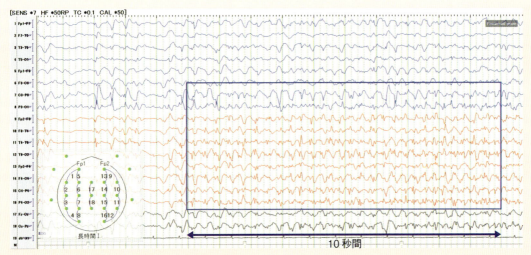

図 7　約 15 秒後の波形（典型的な NCSE 波形）

約 15 秒後の波形．主に右半球（赤）に高周波数の周期性発射が連続しており，**10 秒間に 25 個以上**みられるため，脳波上の発作と診断できる．もはや周期性発射の間の平坦波はなく，棘徐波の様相を呈している．

Q 脳波が上記のいずれの基準には当てはまらない場合，どうしたらいいですか？

A 発作とも発作間欠期ともいえない，曖昧な波形というのは，臨床現場ではよく遭遇します．例えば，周波数が高くもなく低くもない（1.0〜2.0/s くらい）周期性発射です．確かに発作かどうか診断するのに苦慮するので，持続モニタリングで変化がみられないかどうか追跡するのと，臨床的側面から総合的に評価し，モニタリング下に診断的治療を検討することになります．きっちりモニタリングできる環境が必要だと思います．

 Q 脳波は救急外来でとるべきですか？

A 目的と状況によります．各画像検査を行っても異常がなく，経過からNCSEが疑わしければ，脳波測定開始は早ければ早いほどよいです．救急外来での経過観察期間があれば，そこで測定開始するのもよいと思います．それには，短時間測定，簡易電極など各施設に合わせた運用が必要でしょう．当施設では入院が容易なため，救急外来で脳波を測定する機会は少ないですが，夜間にNCSEが強く疑われる意識障害患者はNeuro ICUに入院し，必要があればただちに簡易電極での測定を開始し，翌朝のカンファレンスでreviewし，詳細なモニタリング継続が必要であれば10-20極の持続脳波モニタリングに切り替えるようにしています．

症例提示 2：簡易電極による夜間帯のモニタリング

当施設で夜間帯に救急外来で搬送されてきた患者に対し，簡易脳波で非痙攣性の発作を検出，早期治療介入を行った症例です．

症 例：60代男性．ADL自立，運転手．ADL完全自立，医療機関受診歴なし．
トラック運転中にバックしたときに追突した．車内で意識障害を呈しているのを発見され夜間に救急搬送．来院時GCS：E4V2M4，左共同偏視，左下肢の微細な筋収縮が間欠的にみられた．
頭部単純CTでは脳梗塞や出血を認めず．単純MRIにて1〜3cmの多発性腫瘤（右側頭葉，右基底核，左前頭葉）を認めた．血液検査では特記すべき異常なし．
画像，血液検査では説明のつかない意識障害が持続しておりNeuro ICUへ緊急入院し，ただちに夜間帯にも装着可能な簡易電極（head set型，8極）を用いて持続脳波モニタリングを開始した．左半球優位に周期性発射（PDs）を認め，棘徐波（SW）となっている部分もみられた．周波数は変動しており，10秒間に25個の周期性発射の区間も認め，モニタリング開始後ただちにNCSEと診断し，以下のごとく抗てんかん薬による治療を開始した．

ジアゼパム投与にて周期性反射軽減あるも再発あり，ホスフェニトインおよびレベチラセタム投与を行った．簡易脳波モニタリングでは2時間後には周期性発射は著明に減少し，背景活動もみられ始めた．意識障害は明け方より改善傾向を示し，会話可能，食事可能となった．進行性肺癌からの多臓器転移，多発性脳転移の診断で，緩和的治療を行った．

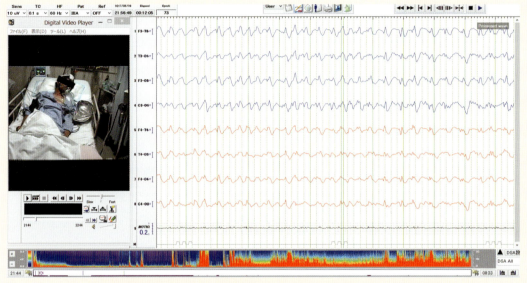

図8　ヘッドセット電極で検出されたNCSE波形

脳波モニタリング開始直後の脳波．左半球優位の周期性発射，周波数は2.0〜2.5/sであり，棘徐波へと形態変化みられる．NCSEと診断し，ただちに薬剤投与を行った．

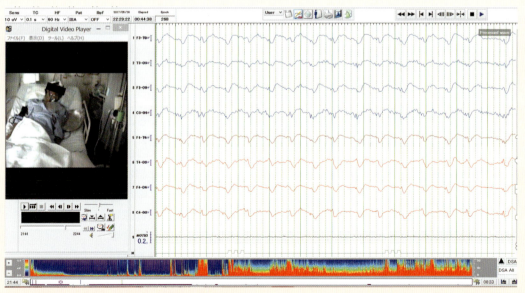

図9　脳波モニタリング開始1時間後の脳波

ジアゼパムに続き，ホストイン，レベチラセタムの投与も施行した後の波形．周波数は1.5/sとなり，波形はなだらかな形になってきている．

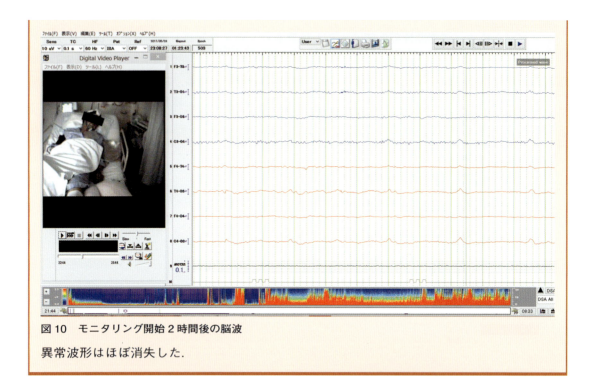

図10　モニタリング開始2時間後の脳波
異常波形はほぼ消失した．

Q 当施設では6極での測定ですが，モニタリングは可能でしょうか？

 多くの施設では電極を減らしてモニタリングしていると思われます．10-20極の脳波と比較すると，感度は50〜70％，特異度は96〜100％[9〜11]ですが，限界点をわかったうえで用いれば，使用する意義が十分にあると考えます．それだけでわからない場合，通常の短時間の脳波を繰返しとるのもよいでしょう．

Q 自施設でNCSEを疑って治療介入する場合，脳波モニタリングはどんなふうに用いればよいのでしょうか？

その施設で使えるmodalityを活用する必要があります．理想は持続脳波をとりながら薬剤加療をすることです．脳波の変化と臨床所見（意識障害）をみます．ただし，脳波上の改善と臨床所見の改善は数日ないしは1週間くらいタイムラグを生じることがあります．ある程度継続して投与しなければ結果が出ないこともあります．持続モニタリングが難しければ短時間脳波を用いて，毎日間欠的に脳波変化を追跡するのも一つの方法でしょう．

ただし，抗てんかん薬で効果がなく，鎮静薬を用いる段になったら，持続脳波モニタリングができる施設に転送すべきだとガイドラインでいわれております[12]．

Q aEEGやDSAのような定量的EEGだけでモニタリングできますか？

A amplitude electroencephalography（aEEG）では周波数を，dense spectal array（DSA）は振幅と周波数を視覚化しており，長時間モニタリングの様子がわかるようになっております．ただ，現時点では，aEEGとDSAだけだとどうしても発作を見逃したり，アーチファクトを発作と誤診してしまう可能性があるので，元波形の判読も是非行ってください．aEEG，DSAは，脳波の元の波形を理解したうえで，組合せて使うことによって，判読のスピードが格段に上がり，とても有用です．近い将来，発作自動検出ソフトが実用化されると，これらを使う場面が増えると予想されます．

Q どんな場合に転送を考えるべきでしょうか？

A 各施設でどこまでモニタリングの施行，診断，治療ができるかどうかで変わってくると思います．まず大前提として，臨床経過からNCSEが強く疑われるということです．言い換えると，現在の意識障害が画像やその他のデータで説明がつくのかどうか，です．

NCSEは診断と治療開始の遅れが予後不良につながると報告されており[13]，NCSEが強く疑われれば，可及的速やかに脳波モニタリングを行い，治療するかどうかを迅速に判断するため，脳波モニタリングが困難な施設であれば，重症度に応じて速やかに転送を検討すべきです．脳波を行っても発作が同定できない，またはわからない場合，高レベルなモニタリングができる施設への転送を検討してください．

おわりに

脳波はNCSEを検出するだけでなく，治療効果を評価するモニタリングとして非常に重要です．アーチファクトを除去し，判読に慣れれば，異常波形のパターンを認識することは比較的容易だと思います．是非自分で救急脳波を読んでみてください．

[文 献]

1) Alvarez V, Drislane FW, Westover MB et al：Characteristics and role in outcome prediction of continuous EEG after status epilepticus：A prospective observational cohort. Epilepsia 56：933-941, 2015
2) Hirsch LJ, LaRoche SM, Gaspard N et al：American Clinical Neurophysiology Society's Standardized Critical Care EEG Terminology：2012 version. J Clin Neurophysiol 30：1-27, 2013
3) Claassen J, Mayer SA, Kowalski RG et al：Detection of electrographic seizures with continuous EEG monitoring in critically ill patients. Neurology 62：1743-1748, 2004
4) Sen-Gupta I, Schuele SU, Macken MP et al："Ictal" lateralized periodic discharges. Epilepsy Behav 36：

165-170, 2014

5) Kurtz P, Gaspard N, Wahl AS et al：Continuous electroencephalography in a surgical intensive care unit. Intensive Care Med 40：228-234, 2014

6) Rubinos C, Reynolds AS, Claassen J：The Ictal-Interictal Continuum：To Treat or Not to Treat (and How)? Neurocrit Care 2017 Nov 14 [Epub ahead of print]

7) Leitinger M, Beniczky S, Rohracher A et al：Salzburg Consensus Criteria for Non-Convulsive Status Epilepticus--approach to clinical application. Epilepsy Behav 49：158-163, 2015

8) Chong DJ, Hirsch LJ：Which EEG patterns warrant treatment in the critically ill? Reviewing the evidence for treatment of periodic epileptiform discharges and related patterns. J Clin Neurophysiol 22：79-91, 2005

9) Young GB, Sharpe MD, Savard M et al：Seizure detection with a commercially available bedside EEG monitor and the subhairline montage. Neurocrit Care 11：411-416, 2009

10) Rubin MN, Jeffery OJ, Fugate JE et al：Efficacy of a reduced electroencephalography electrode array for detection of seizures. Neurohospitalist 4：6-8, 2014

11) Muraja-Murro A, Mervaala E, Westeren-Punnonen S et al：Forehead EEG electrode set versus full-head scalp EEG in 100 patients with altered mental state. Epilepsy Behav 49：245-249, 2015

12) Brophy GM, Bell R, Claassen J et al；Neurocritical Care Society Status Epilepticus Guideline Writing Committee：Guidelines for the evaluation and management of status epilepticus. Neurocrit Care 17：3-23, 2012

13) Young GB, Jordan KG, Doig GS：An assessment of nonconvulsive seizures in the intensive care unit using continuous EEG monitoring：an investigation of variables associated with mortality. Neurology 47：83-89, 1996

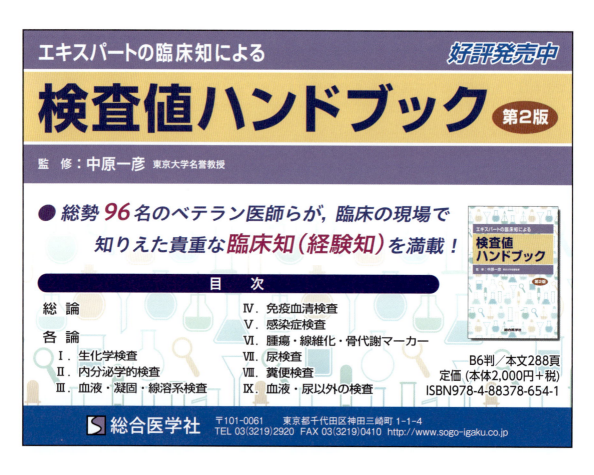

特集 エキスパートに学ぶ神経集中治療

Q&A ベーシック編

教えてください！ てんかん，痙攣，てんかん重積の違い

TMGあさか医療センター 脳卒中・てんかんセンター　久保田有一

Key words　てんかん，痙攣，てんかん重積

point

- てんかん（epilepsy）とは，脳の慢性疾患である．
- 痙攣（convulsion）とは，全身または，一部の筋の律動的な運動であり，症状である．
- てんかん重積（status epilepticus）は，発作もしくは，脳波異常が5分以上続く，もしくは繰返す状態である．
- てんかん重積には，痙攣性と非痙攣性に分けられる．

Q　てんかんとは何ですか？

A　WHO（世界保健機関）によると，てんかんとは，種々の成因によってもたらされる**慢性の脳疾患**であって，大脳神経細胞の過剰な発射に由来する反復性の発作（てんかん発作）を特徴とし，それにさまざまな臨床症状および検査所見が伴うもの，と定義されています．すなわち，反復する発作という意味では，少なくとも2回以上発作がある状態でてんかんと診断されます．しかしより実臨床を反映した定義として，2014年国際抗てんかん連盟により実用的診断というものが提唱されました[1]．これによると，①24時間以上離れて生じる少なくとも2回の非誘発発作，②1回の非誘発発作と，以降10年間にわたって高い発作再発リスク（2回の非誘発発作後の発作再発リスクと同等の少なくとも60％）が存在する状態，③てんかん症候群と書かれています．①については，従来の定義でありましたが，②は，現場を若干混乱させています．これをわかりやすく説明したものが図1，2になります．すなわち，1回の発作であっても，過去に脳の損傷を有している場合にはその1回の発作でてんかんと診断できるようになりました．しかし，ここでは1回の発作でも，脳に何らかの障害が加わった直後の**急性症候性発作**[*1]は除きます．

[*1] 急性脳疾患あるいは身体疾患の急性期に生じる発作は，急性症候性発作（acute symptomatic seizure）とよばれる．頭部外傷，脳血管障害，無酸素脳症，脳炎，脳腫瘍，薬物・アルコール離脱，重篤な代謝障害などが原因となって，1週間以内に生じる．また脳神経外科の術後や，多発性硬化症などの自己免疫疾患の急性期に生じる発作も含まれる．

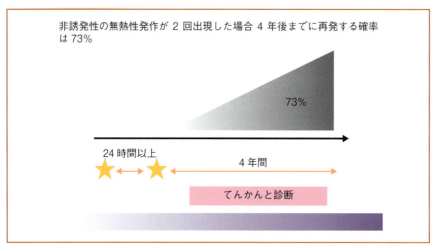

図1　従来のてんかんの診断
　　　2回の発作があった場合には，3回目の発作が高率に起こりうる．

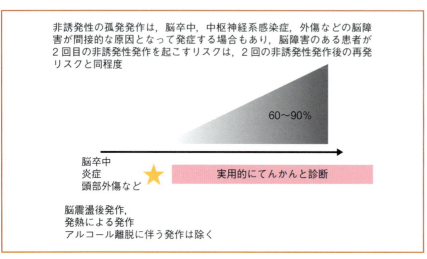

図2　2014改訂後の"新"てんかんの診断
　　　脳の既往歴がある場合には，その後の1回の発作（急性症候性発作を除く）があった場合，実用的にてんかんと診断する．　　　　　　（文献2を参照して作成）

Q 痙攣とは何ですか？

A 痙攣とは，全身もしくは，一部の**筋肉が律動的に収縮している状態**をいい，通常は病名ではなく，状態です．痙攣は，さまざまな原因で起こります．頭部外傷，脳卒中，脳炎，脳腫瘍などの脳疾患はもちろん，低血糖・高血糖，副甲状腺機能異常などの代謝疾患，低ナトリウム・高ナトリウム血症，低カルシウム血症などの電解質異常，薬物中毒，アルコール離脱，高熱でも痙攣を伴うことがあります．有名なのは，子供の熱性痙攣です．ときに心因性による痙攣もしばしば救急外来で遭遇します．偽発作と以前はいわれていましたが，近年 psychogenic nonepileptic seizure（PNES）といわれるようになりました．PNESによる痙攣は，もちろん脳波を測定しても異常はみられません．このように痙攣はさまざまな原因で起こります．そのため痙攣の鑑別を考える場合，意識障害でその鑑別の際によく用いるAIUEOTIPSを使うとわかりやすいです．意識障害の原因とかなり一致しているため筆者らはよくこのAIUEOTIPSを用いて痙攣の原因を調べます．

また痙攣が部分性か全身性かをみることも重要です．全身性痙攣であった場合には多くがさまざまな原因で起こりえますが，もし部分性（片側性）の痙攣を目撃した場合，これは痙攣を起こしている反対側の脳病変を疑います．そのような痙攣をみた場合には併せて頭部も観察しましょう．痙攣している側に頭部が向いていることに気がつくと思います．

Q てんかん重積とは何ですか？

A　てんかん重積とは，"てんかん"と用語についているためてんかん患者の重積を想起してしまいますが，必ずしもそうではありません．てんかん重積の定義は，従来，「発作がある程度の長さ以上に続くか，短い発作でも反復し，その間の意識の回復がない状態」と定義されていました．しかし2015年に国際抗てんかん連盟は定義を変更し，「発作停止機構の機能不全，または異常に遷延する発作を引き起こすような機構の発生によってもたらされる状態」とし，「発作型と持続時間に依存して，神経細胞死，損傷および神経回路網の異常を含む長期的な後遺症をきたす状態」，としました[3]．すなわち大脳には，興奮系のニューロン，ネットワークと抑制系ニューロン，ネットワークがありますが，てんかん重積とは要は興奮系が過剰に興奮している状態か，抑制系が過剰に抑制されている状態と考えてください（図3）．

臨床的には，痙攣，もしくは脳波上での発作パターンが**5分以上続く**

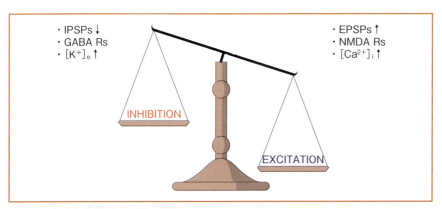

図3　興奮系と抑制系は天秤の関係
大脳は通常は興奮系と抑制系により調和が保たれているが，てんかん重積ではこの興奮系と抑制系の天秤がどちらかに傾く．

状態をてんかん重積といいます[4]．また症状より痙攣と非痙攣性に分類されます．痙攣は，先ほど痙攣の項で述べたように全身性と部分性に分けられ，非痙攣性のてんかん重積についても，脳波所見に応じて全般性，部分性に区別することができます．

Q. てんかん重積の診断の疫学，原因，診断，治療を教えてください

A. 米国では，およそ5〜15万の患者数が毎年発症していると報告されており，そのうち最大30％が死亡しているであろうと推定されています[5]．てんかん重積の原因として，図4に示すように，さまざまな原因で起こりえます．てんかん重積は，状態であり，原因のないてんかん重積は基本的にはありません．ですので，てんかん重積の場合には，必ず背景の疾患を検索しましょう．

診断は，臨床症状と，脳波所見により行います．目に見える痙攣が続いていた場合には，さほど診断は難しくありません．救急隊や家族・介護者からどのくらい続いているのかを聴取してください．多くの単発痙攣は，通常1〜2分で収束し意識が戻りますので，てんかん重積との区別はさほど難しくありません．また，痙攣性のてんかん重積の場合，痙攣が頓挫した後に脳波を取ると非痙攣性のてんかん重積に移行していることもあり注意を要します．

非痙攣性のてんかん重積は，明らかな痙攣がないため診断は難しいです．この場合には，脳波と微細な臨床症状で診断します．微細な臨床症状は表1に示します．

また，非痙攣性てんかん重積を疑った場合，脳波所見が非常に重要になります．特に周期性発射とよばれる波形はてんかん重積と関連しているため注意が必要です．

てんかん重積はいったん起こると，高い率の後遺症，死亡に至るためできる限り早期の治療が必要です．治療は，通常，第一選択でベンゾジアゼピン，第二選択で，フォスフェニトイン，レベチラセタム（我が国では適

慢性疾患	急性疾患
・てんかん：全般性，焦点性どちらとも　薬剤調整・減量・中止の時　怠薬 ・緩徐進行脳腫瘍：無症候性髄膜腫　　　　　　　　　低悪性度神経膠腫 ・変性疾患：アルツハイマー病・脳萎縮　　　　　　など	・全身痙攣後 ・頭部外傷 ・脳卒中：脳梗塞・脳出血・くも膜下出血 ・脳炎：ヘルペス性・非ヘルペス性 ・低酸素脳症・心停止後症候群 ・薬剤性：抗生剤，抗がん剤，リチウムなど

図4　てんかん重積の原因
急性疾患から慢性疾患までさまざまである．

表1 非痙攣性てんかん重積の微細な症状

意識障害	意識レベルの変動，遷延する意識障害，昏睡
眼症状	凝視，眼球共同偏奇，自発眼振様眼球運動
運動症状	顔面や四肢のミオクローヌス
自律神経症状	心拍数や呼吸数の変動

応外），バルプロ酸（我が国では適応外），第三選択として，ミダゾラム，チオペンタール，プロポフォールといった麻酔薬を考慮します．

[文 献]

1) Fisher RS, Acevedo C, Arzimanoglou A et al：ILAE official report：a practical clinical definition of epilepsy. Epilepsia 55：475-482, 2014
2) Hesdorffer DC, Benn EK, Cascino GD et al：Is a first acute symptomatic seizure epilepsy? Mortality and risk for recurrent seizure. Epilepsia 50：1102-1108, 2009
3) Trinka E, Cock H, Hesdorffer D et al：A definition and classification of status epilepticus-Report of the ILAE Task Force on Classification of Status Epilepticus. Epilepsia 56：1515-1523, 2015
4) Glauser T, Shinnar S, Gloss D et al：Evidence-Based Guideline：Treatment of Convulsive Status Epilepticus in Children and Adults：Report of the Guideline Committee of the American Epilepsy Society. Epilepsy Curr 16：48-61, 2016
5) DeLorenzo RJ, Hauser WA, Towne AR et al：A prospective, population-based epidemiologic study of status epilepticus in Richmond, Virginia. Neurology 46：1029-1035, 1996

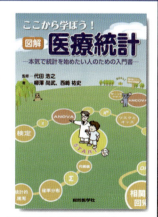

好評発売中

救急・集中治療
Vol 29 臨時増刊号 2017

ER・ICUにおける
手技の基本と実際
― ベテランに学ぶトラブル回避法 ―

特集編集　**西村 匡司**

B5判／本文306頁
定価（本体6,400円＋税）
ISBN978-4-88378-550-6

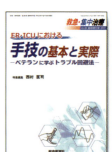

目　次

I　総　論
- 標準予防策・清潔操作（ガウンテクニックなど）

II　気道の確保・呼吸管理
- 気管挿管・気管チューブの固定
- 抜　管
- 気管切開/輪状甲状間膜穿刺・切開
- 酸素療法（低流量システム・高流量システム）
- 非侵襲的陽圧人工呼吸管理
- （侵襲的）人工呼吸管理

III　穿刺とドレナージ術
- 胸腔穿刺と胸腔ドレナージ
- 心嚢穿刺
- 腹腔穿刺と腹腔ドレナージ
- 腰椎穿刺と髄液検査

IV　外傷・熱傷・整形外科的疾患
- 創処置の実際
- 減張切開

V　消化管に対する処置
- 胃管の挿入法
- イレウス管の挿入法（従来法）と管理について
- 栄養チューブ

VI　カテーテル手技
- 末梢静脈カテーテル
- PiCCOカテーテル
- PICC（末梢挿入型中心静脈カテーテル）
- 中心静脈カテーテル
- 肺動脈カテーテル
- 動脈穿刺と動脈ライン留置
- 尿道カテーテル
- 血液浄化用ダブルルーメンカテーテル

VII　内視鏡手技
- 気管支鏡検査＋BAL
- 消化管内視鏡検査・治療

VIII　急性期管理
- IABP（大動脈内バルーンパンピング）
- PCPS（経皮的心肺補助装置）
- VV ECMO（静脈-静脈膜型人工肺）
- VA ECMO（静脈-動脈膜型人工肺）
- 心拍出量モニター
- Defibrillation
- Cardioversion

IX　その他
- 経食道心エコー
- FASTの普及―skillからcompetencyへ―
- 肺エコー
- ICP（頭蓋内圧）測定
- 膀胱内圧測定
- 体温管理
- グラム染色
- ■索引

総合医学社　〒101-0061　東京都千代田区神田三崎町1-1-4
TEL 03(3219)2920　FAX 03(3219)0410　http://www.sogo-igaku.co.jp

特集 エキスパートに学ぶ神経集中治療

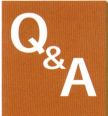

ベーシック編

体温管理療法で使用する鎮静薬/鎮痛薬/筋弛緩薬は通常のICUでの重症患者の鎮静・鎮痛とどこが違うのですか？

大阪市立総合医療センター 救命救急センター　有元秀樹（ありもとひでき）

Key words　体温管理療法，鎮静，鎮痛，筋弛緩薬，シバリング

point

- 体温管理療法，低体温療法時には十分な鎮静・鎮痛が必要である．
- シバリングを適切に評価して鎮静・鎮痛法を調節する．
- 鎮静薬，鎮痛薬の薬理作用を理解し，うまく活用することで安定した管理ができる．
- 各種冷却法の特性を理解し，鎮静・鎮痛法の深度を調節する．
- 筋弛緩薬のルーチン使用は推奨されていない．

Q 体温管理療法（target temperature management：TTM）での管理は通常のICUでの鎮静・鎮痛管理とどう違いますか？

A まず通常の集中治療管理について整理しましょう．2002年に集中治療領域における鎮静のガイドラインが発表され[1]，まずは十分な鎮静・鎮痛が成されていることが重要であり，そのうえで必要であれば筋弛緩薬を併用してもよいとされました．しかし，人工呼吸関連肺炎などの合併症の問題もあり，浅い鎮静が主流となってきました．次第に筋弛緩薬の使用は控えられるようになり，現在の集中治療領域の鎮静方法としては，2013年に提唱されたPAD（Pain Agitation Delirium）guidelines[2]および日本版のJ-PADガイドライン[3]が広く使用されるようになっています．その主体は①適切な疼痛の対策，②比較的浅い鎮静管理，③せん妄の評価と予防などが挙げられ，せん妄の予防の観点からベンゾジアゼピン系の鎮静薬は推奨度が低くなっています．

通常の集中治療管理であれば，PAD guidelinesに準じて管理することにより不必要な人工呼吸管理を避け，集中治療室の滞在時間を短縮するなどのメリットを得ることができますが，体温管理療法における集中治療管理の目的は目標温まで確実に到達すること，安定した温度管理，シバリング

管理にあります．生体の体温が低下すること自体が侵襲であり，鎮静が不十分であれば血清コルチゾール値が上昇し，結果として循環動態や酸素消費量に影響を与えてしまうとされます[4]．よって体温管理療法における鎮静管理としては体外循環を始めとする各種冷却デバイスの使用自体が侵襲であるためPAD guidelinesとは異なり，十分な鎮静が必要と考えられます．すなわち麻酔のように鎮痛 analgesia，鎮静 sedation，筋弛緩 paralyze のバランスを考える必要があります．

なお筋弛緩薬については使用が控えられていると前述しましたが，2016年に集中治療領域における筋弛緩薬使用についてのガイドラインが策定されました[5]．ARDSなどの重症呼吸不全，重症の喘息発作，重症の循環不全に加えて低体温療法施行時などの特殊な状況下において筋弛緩薬を持続投与する根拠が触れられています．

Q 体温管理療法施行時の鎮静・鎮痛法（analgo-sedation）はどうすればよいですか？

体温管理療法において，低体温療法（therapeutic hypothermia：TH）および平温療法として狭義の体温管理療法（TTM）の2つの温度対応が行われていますが，集中治療管理について施設により冷却方法や維持手段がさまざまであり，至適施行期間も不明であることより十分なコンセンサスが得られていません．一般的には意識回復が見込まれるまでを考慮すると，TH導入から維持期・復温期を得て数日～1週間程度の人工呼吸管理が必要となることが多く，その際の鎮静方法についても明確な基準は未だないのが現状です．TH/TTMに関する文献ではさまざまな鎮静・鎮痛薬が使用されていますが[6]，施設によって大きく異なっておりさまざまな方法を試みています．

Q 体温管理療法の鎮静・鎮痛法は時期に応じて異なりますか？

THは導入期，維持期，復温期の3つの段階に分けて考える必要があります．導入期では気管挿管，心停止の原因に対する初期治療が行われるため，全身麻酔のごとくの鎮静薬や鎮痛薬，筋弛緩薬を使用する必要があります．一方維持期～復温期においては安定した温度管理，合併症の防止が重視されます．その期間は人工呼吸を装着しかつ低体温という生体にとっては過剰な侵襲が加わる状況のため循環器系のみならず呼吸器，脳神経系を含めた全身の集中治療が要求される状態となります．

TTMは維持期以後に体温の変動が起こらないような管理を行います．その名のとおり維持することが目的で，復温がないため維持以後はそのまま通常のPAD管理を行います．

管理中の体温はどのようにモニタリングしたらよいのですか？

体表温は環境や薬剤の影響を強く受けるため、体温管理中のモニタリングとして中枢温の測定が必要であることはいうまでもありません．実際に各種 TH/TTM 用の体温調節機器には中枢温の入力端子が存在しています．深部温にはセンサーの設置部位により ICP センサーを用いた脳温，カテーテルを介した血液温，各種プローブからの食道温，鼓膜温，膀胱温などが存在します．これらは前者より侵襲度が高いため，実際には食道温や膀胱温が多く使用されます．これらの違いとして，食道温がより本来の中枢温に近いものの，膀胱温も温度変化はやや遅れるものの温度差は少ないとされます．

もう一つ重要な温度として，末梢温が存在します．古典的に全身麻酔中などに使用される方法で，四肢にセンサーを貼り付け皮膚温を測定します．この目的は中枢温との温度の格差を認識するためです．温度格差が大きければ，血液の末梢循環が不十分であることを意味し，温度交換の効率低下につながります．その原因は交感神経の亢進，すなわち細動脈などの α 受容体への刺激作用が起こっており，不十分な鎮静・鎮痛であることが考えられます．これらはシバリングの原因となりうるため，鎮静・鎮痛の深度の調節や α 受容体遮断薬などを用いて，末梢循環の増加を促し，中枢温・末梢温の解離を改善する必要があります（図 1）．

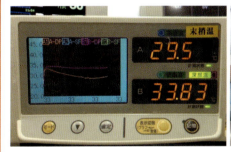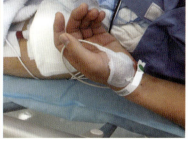

図 1 中枢温・末梢温の測定
中枢温・末梢温の温度格差は鎮静や循環が不安定な場合にみられ，シバリングの原因の一つとなる．

 シバリングを客観的に評価する方法はありますか？

TH/TTM 中はシバリングの管理が重要となりますが，その程度により鎮静・鎮痛の対策がより重要になります．しかしその程度を評価する方法はあまり一般的ではありませんでした．客観的な評価方法として，Bedside Shivering Assessment Scale：BSAS という項目が注目され使

表1 Bedside Shivering Scale によるシバリングの評価方法

score	定義
0	咬筋，頸部，胸部にシバリングがみられない
1	頸部および/または胸部に限局したシバリング
2	上肢（頸部や胸部も含む）の激しい活動を伴うシバリング
3	体幹・上下肢の激しい活動を伴うシバリング

Bedside Shivering Scale（BSAS）はシバリングの程度を4段階に分類して客観的に記載する方法である． （文献7より引用）

用されるようになってきました[7]．シバリングがみられず安定している状態を0とし，全身にシバリングが及ぶ状態を3として評価します．BSASが1以上の場合は鎮静・鎮痛を新たな薬剤を追加するなどの対策により深度を深くするなどの対策が必要となります（**表1**）．

Q 筋弛緩薬を投与してでもシバリングを防止したほうがよいのでしょうか？

シバリングは生体における体温管理の生理的な反応であり，TH/TTM中に高頻度でみられる現象です．シバリングにより熱産生が亢進するため，目標体温の維持が困難になるなどの管理上の不具合がみられます．寒冷刺激に対して末梢血管が収縮し，血管床が減少していることが多いため循環状態が許せる限りの容量負荷と適切な末梢血管抵抗の管理（＝鎮静・鎮痛）が必要ですが，コントロールできない場合では筋弛緩薬の追加が必要となることもあります．筋弛緩薬の利点としてはシバリングを確実に防止できることでしょう．一方，欠点としては自発呼吸が消失することによる無気肺の出現，鎮静・鎮痛レベルの適切な評価がマスクされる，てんかん発作の認識が困難となる，長期使用によるニューロパチーがみられることが挙げられます[8]．そのために筋弛緩薬の位置づけとしてはルーチン使用ではなくオプションとして使用するべきとされています[5]．実際に筋弛緩薬を持続投与する場合には，薬剤のモニタリングとして麻酔中に使用される train of four：TOF を使用すること，およびてんかん発作の認識のために脳波モニタリングを行うべきです[6]．

Q どのような鎮静薬が適していますか？

TH/TTMに関して使用される鎮静薬として benzodiazepine 系（midazolam など），propofol が一般的に使用され，近年では dexmedetomidine も使用されています[6]．

1. midazolam

benzodiazepine系で広く使用されているmidazolamの働きとしては中枢神経のγアミノ酪酸（GABA）受容体に結合して，興奮性ニューロンを抑制する作用を有しています．特徴として脂溶性が高いため脂肪組織などに再分布し，加えて48〜72時間以上の持続投与では蓄積した代謝産物も鎮静作用を有するため覚醒が遅延することもみられます．持続投与を行う場合は0.03〜0.20mg/kg/hr程度で使用され，鎮静効果により増減します．

2. propofol

鎮静として使用されることが多く，薬理作用点はbenzodiazepine系薬と同様にGABA受容体とされています．短時間作用性で長時間の持続静注を行うと半減期は延長しますが，覚醒遅延が問題となることは少ないとされます．循環系への影響として低血圧などの抑制作用がやや強いため，PCASの原因が心筋虚血の場合には循環動態を考慮する必要があります．また長期投与の際には頻度は少ないながらも筋融解や代謝性アシドーシス，心不全，不整脈などの全身症状（propofol infusion syndrome）の合併を念頭に入れる必要があります．

3. dexmedetomidine

脳内の青斑核に分布するα_2受容体に作用し，その結果神経末端のノルアドレナリン放出を抑制し，大脳皮質など上位中枢の興奮・覚醒レベルを抑え鎮静・鎮痛効果を発現します．半減期が短いため通常持続静注（0.2〜0.7μg/kg/hr程度）で使用されます．薬理作用として徐脈がみられることもあるため，低体温療法時は一時ペーシングや薬物療法などによる対策が必要となることがあります．一方，末梢血管のα受容体に作用し，末梢血管を拡張させる効果より末梢循環を改善させ，抗シバリング効果や効果的な温度管理が可能であったとされます[9]．ただし，鎮静効果は前者の2剤と比較して弱いため，追加投与など補助的な使用が効果的であると考えられます．

また鎮静薬としてのbarbiturate製剤について，以前はTHに際して脳代謝の抑制を目的に使用されたこともありますが，予後に影響がないこと，循環抑制作用が強い点など[9]よりPCAS後の鎮静について現在では一般的には使用されていないのが現状です．

Q どのような鎮痛薬が適していますか？

A 一般的に集中治療室での鎮痛薬は麻薬製剤としてfentanylが使用されています．その理由として強力な鎮静効果と，比較的循環動態に影響しないことが挙げられます．morphineも鎮痛作用を有しますが，

血管拡張作用が強く血圧への影響が強いため，PCASにおいては循環動態が不安定である場合はfentanylの使用が推奨されます．

一方，非麻薬系の鎮痛薬としてbupurenorphineやpentazocineが存在しますが，前者はopioid系への拮抗作用が知られ，後者は末梢血管収縮作用による後負荷の増加が知られています．いずれも十分な鎮痛効果が得られないとされ，PCAS時の使用については疑問視されています[8]．

1. fentanyl

速効性があり，remifentanylと比較してやや効果が持続するため最適とされます．鎮痛効果はmorphineの50～100倍と十分な鎮痛作用を有しており，持続時間が短いため持続静脈内投与で使用します（投与量：1～2μg/kg/hr）．比較的弱いながらも心筋収縮力抑制作用，血管拡張作用を有しています．

2. morphine

作用は4～5時間と持続するため，人工呼吸中の鎮静効果を期待して用いる場合は5～10 mgの静脈内投与が行われます．作用時間が長いため持続静脈内投与より間欠的投与がよいとされます．血管拡張作用がやや強いことが特徴です．

筋弛緩薬はどのように使用しますか？

前述通り，筋弛緩薬のルーチン使用は低いエビデンスながら推奨されていません[5]．シバリングが出現した場合にBSASで評価を行い，鎮静・鎮痛でコントロールできなければ使用します．実際には早くシバリング対策を行いたいため，ボーラス投与のうえ，持続投与を開始することが多いと思われます．

冷却方法によって投薬は異なりますか？

TH/TTMにおいての冷却方法は大きく分けて表面を冷やす体表冷却法と血液を冷やす深部冷却法の2種類の方法があります．体表冷却法は以前ではブランケットロールなどが使用されていましたが，現在では冷却水が灌流する専用のジェル状のパッドを体幹や四肢に圧着し体温管理する機器が市販されており広く使われています．深部冷却法は専用の冷却カテーテルやECMOや透析回路を用いた体外循環などにより行われます．

体表冷却法の利点は簡便にTH/TTMを導入することができ，観血的手技ではないため合併症が少ないことが挙げられます．一方，深部冷却法は冷却効率がよいという利点があるものの，体内へ各種デバイスを挿入する

必要があるため出血や感染などのリスクがあることが特徴です．この2種類の冷却方法についての検討が行われており，深部冷却法については確実な目標温への到達，過冷却の回避，治療中の少ない体温変動，安定した復温，シバリングの頻度の面で優れています[10]．両者において十分な鎮静・鎮痛が必要であることは前述のとおりですが，体表冷却法については冷却の精度としてのデメリットがあります．生理学的に生体における体温管理として温痛覚のシグナルは，皮膚からの感覚受容器から入力されることを考慮すると，十分なevidenceはありませんが，深部冷却法と比べてさらに深い鎮静・鎮痛管理が求められると思われます．

［文　献］

1 ）Jacobi J, Fraser GL, Coursin DB et al；Task Force of the American College of Critical Care Medicine（ACCM）of the Society of Critical Care Medicine（SCCM）, American Society of Health-System Pharmacists（ASHP）, American College of Chest Physicians：Clinical practice guidelines for the sustained use of sedatives and analgesics in the critically ill adult. Crit Care Med 30：119-141, 2002

2 ）Barr J, Fraser GL, Puntillo K et al；American College of Critical Care Medicine：Clinical practice guidelines for the management of pain, agitation, and delirium in adult patients in the intensive care unit. Crit Care Med 41：263-306, 2013

3 ）日本集中治療医学会 J-PAD ガイドライン作成委員会：日本版・集中治療室における成人重症患者に対する痛み・不穏・せん妄管理のための臨床ガイドライン．日集中医誌 21：539-579, 2014

4 ）Thoresen M, Satas S, Løberg EM et al：Twenty-four hours of mild hypothermia in unsedated newborn pigs starting after a severe global hypoxic-ischemic insult is not neuroprotective. Pediatr Research 50：405-411, 2001

5 ）Murray MJ, DeBlock H, Erstad B et al：Clinical Practice Guidelines for Sustained Neuromuscular Blockade in the Adult Critically Ill Patient. Crit Care Med 44：2079-2103, 2016

6 ）Chamorro C, Borrallo JM, Romera MA et al：Anesthesia and Analgesia Protocol During Therapeutic Hypothermia After Cardiac Arrest：A Systematic Review. Anesth Analg 110：1328-1335, 2010

7 ）Badjatia N, Strongilis E, Gordon E et al：Metabolic impact of shivering during therapeutic temperature modulation：the Bedside Shivering Assessment Scale. Stroke 39：3242-3247, 2008

8 ）Polderman KH, Herold I：Therapeutic hypothermia and controlled normothermia in the intensive care unit：Practical considerations, side effects, and cooling methods. Crit Care Med 37：1101-1120, 2009

9 ）Callaway CW, Elmer J, Guyette FX et al：Dexmedetomidine Reduces Shivering during Mild Hypothermia in Waking Subjects. PLoS One 10：e0129709, 2015

10）Gillies MA, Pratt R, Whiteley C et al：Therapeutic hypothermia after cardiac arrest：a retrospective comparison of surface and endovascular cooling techniques. Resuscitaion 81：1117-1122, 2010

特集 エキスパートに学ぶ神経集中治療

Q&A ベーシック編

体温管理療法におけるシバリングの評価と防止方法について

香川大学医学部附属病院 救命救急センターICU　秋山恭子

Key words シバリング，BSAS，skin counterwarming

point

- シバリングの管理は，体温管理療法の質を大きく左右する．
- Bedside shivering assessment scale（BSAS）を使用して，シバリングの程度を評価する．
- BSASと体温の動向から，その後の変化を予測し早期に介入を開始する．
- シバリングの予防や対応は段階的に行う．

Q シバリングはなぜ起こるのでしょうか？

A 深部体温が低下すると，まずは末梢血管収縮により体温を維持しようとします．それでもさらに体温が低下すると，骨格筋を収縮させることで熱産生をするシバリングが起こります．

Q シバリングは脳にどのような影響を与えるのでしょうか？

A 体温管理療法中には，脳の酸素需要と供給のバランスが保たれた状態を維持する必要がありますが，そのバランスが崩れる理由の一つにシバリングがあります．シバリングは酸素消費量を増加させ，交感神経の緊張をひき起こします．シバリングに伴う酸素消費量の増加は酸素の供給不足をひき起こし，脳に大きな影響を与えます．そのため，体温管理療法においてシバリングの管理は重要なポイントです．

Q 体温管理療法中のシバリングの管理が必要な理由は？

A シバリングは体温管理療法中に高頻度で発生する合併症のひとつです．体温管理を行う約40％の症例でシバリングが発生した[1]とい

う報告もあります．シバリング自体が脳にとって前述のような影響を与えるだけではなく，シバリングが起こることで，目標体温までの到達時間の延長や，目標温を維持できないといった状況が発生します．シバリングをいかに管理するかは，体温管理療法の質を大きく左右します．

シバリングはどのように評価すればよいでしょうか？

シバリングを客観的に評価する指標として，bedside shivering assessment scale（BSAS）があります（**表1**）．これは心電図に生じるアーチファクトや，患者の頸部，体幹，四肢それぞれにどの程度震えが生じているのかを観察し，その程度に応じて5段階に分けたものです．評価の際に注意しなければならないのは，一見シバリングのないBSAS：0であっても，布団などの掛物を除去すればシバリングが出るかもしれないことです．患者がどのような状況下にあるのか，環境要因も踏まえて評価することが重要です．

表1　bedside shivering assessment scale（BSAS）

スコア	患者の状態
0	シバリングはなく，心電図上のアーチファクトなし
1	心電図上にシバリングを示唆するアーチファクトあり
2	頸部，胸部のどちらかもしくは両方に限局したシバリング
3	頸部，胸部に加えて上肢の断続的なシバリング
4	体幹，四肢を含めた全身のシバリング

シバリングのスケールをどのように活用することができますか？

まずはシバリングの評価を定期的に行います．体温管理のために使用しているデバイス[*1]は施設によって異なりますが，シバリングと併せて確認したいのは，灌流温[*2]の変化です．その時点で患者の体温やシバリングスコアは安定していたとしても，灌流温が低下傾向であれば，それは患者の体温が上昇しようとしていることを意味しています．上昇しようとする体温を，急激な冷却によって必死に抑えているという状況と考えることができます．シバリングと併せて冷却温の推移も確認することで，今後患者の状態がどのように変化するか予測し，早期に介入を検討することが可能になります．

[*1] 体温管理を行う方法は，血管内冷却法と体表冷却法に分かれる．近年，サーモガードシステム®やArctic Sun®といった自動制御機能のあるデバイスを導入している施設が増えている．

[*2] サーモガードシステム®やArctic Sun®は患者の体温をフィードバックすることで，血管内留置カテーテルやクーリングパッドの灌流水温が目標体温に合わせて調整される．

シバリング発生時の段階的な介入とはどのようなものでしょうか?

シバリングの予防や対応は,段階的に行う必要があります(図1).筋弛緩薬を使用することでシバリングをみかけ上では抑えることは可能ですが,筋弛緩薬を使用することは新たな合併症発生のリスクとなります.筋弛緩薬使用に伴う合併症には ICU-acquired weakness(ICU-AW)や人工呼吸器装着期間の延長,痙攣をマスクしてしまう可能性などがあげられます.

1. シバリングの予防を行う

まずは,シバリングの予防として skin counterwarming を行います.skin counterwarming とは,掛物などを使用して体表の保温を行うことです.体温調節の司令塔は,視床下部です.体温の調節は深部体温と環境温度の情報によって行われており,視索前野にはこの2つの情報がもたらされます.深部体温は変動するとフィードバックされ,体温中枢が体温の調整を行います.それに対し環境温度は皮膚温度受容器で感知され,寒冷刺激により体温低下することを予測し,体温低下を防ぐためにシバリングをひき起こします.skin counterwarming はそれが起こることを未然に防ぐことを目的としています.手足の末梢はオルソラップ®やバスタオルなどを使用して保温します(図2).そして電気毛布やベアーハガー™により全身を包み込むように覆います(図3).写真のように頸部までしっかりと覆うことで,シバリングを予防します.

2. シバリングが治まらない場合の段階的な介入

それでもシバリングが治まらない場合は,薬物を使用します.まず使用する薬物は NSAIDs(非ステロイド系抗炎症薬)あるいはアセトアミノフェンといった解熱鎮痛薬です.これらの薬剤により体温のセットポイントを低下させたにもかかわらず,シバリングが続く際には鎮静や鎮痛の量が適正であるかを検討し,それでもシバリングが治まらない症例には筋弛緩薬

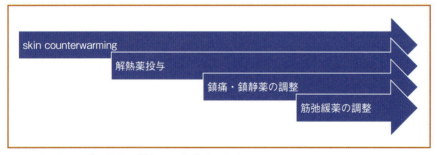

図1 シバリングの予防・対応は,段階的に行う

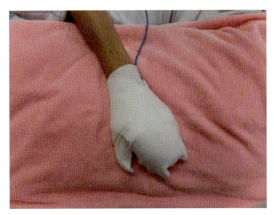
図2 skin counterwarming①

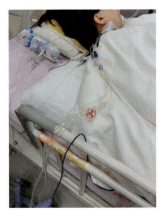
図3 skin counterwarming②

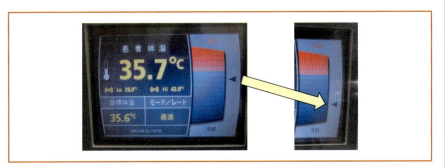
図4 灌流温が低下していることを確認した時点で，解熱薬の使用を検討する

の投与を考慮します．

(1) シバリングの管理：成功例

血管内冷却カテーテルを使用して体温管理中．目標体温は35.6℃で，現在維持期である．鎮痛・鎮静にはミダゾラムとフェンタニルクエン酸塩を使用し，筋弛緩薬は使用していない．

シバリング予防のために毛布を使用して skin counterwarming を行っておりBSAS：0であったが，冷却カテーテル灌流温が低下傾向であることを確認した（**図4**）．毛布を外して再度観察をしたところ，心電図上にアーチファクトを認めておりBSAS：1の状態であった．その時点では体温は維持されていたものの，体温が上昇傾向にあると判断して解熱鎮痛薬を使用．それ以上の体温上昇やシバリングを認めることなく，再度目標体温を維持することができた．

(2) シバリングの管理：失敗例

血管内冷却カテーテルを使用して体温管理中．目標体温は36.5℃で，現在体温維持期である．鎮静薬はデクスメデトミジンを使用し，筋弛緩薬は使用していない．シバリング予防のために毛布を使用して skin counterwarming を行っておりBSAS：1であったが，患者の血圧上昇のアラー

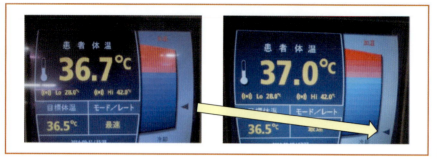

図5 気づいたときにはすでに体温は上昇しており，血圧上昇や頻脈も認めた

ムが鳴ったため訪室すると，最低水温で冷却しているにもかかわらず体温は目標温から大幅に逸脱し（図5），BSAS：3の状態であった．すぐに解熱鎮痛薬を使用したが，効果発現まで30分程度頻脈と血圧上昇が続いた．

[文　献]
1) Jain A, Gray M, Slisz S et al：Shivering Treatments for Targeted Temperature Management：A Review. J Neurosci Nurs 50：63-67, 2017
2) Kuroda Y：Neurocritical care update. J Intensive Care 4：36, 2016
3) Nakashima R, Hifumi T, Kawakita K at el：Critical Care Management Focused on Optimizing Brain Function After Cardiac Arrest. Circ J 81：427-439, 2017
4) Badjatia N, Strongilis E, Gordon E et al：Metabolic impact of shivering during therapeutic temperature modulation：The Bedside Shivering Assessment Scale. Stroke 39：3242-3247, 2008

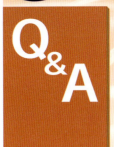

特集 エキスパートに学ぶ神経集中治療
ベーシック編
Q&A 脳酸素飽和度モニタリング

日本大学医学部 救急医学系救急集中治療医学分野　伊原慎吾，木下浩作

Key words 脳酸素飽和度，脳血流量，脳酸素代謝

point
- 脳酸素飽和度は非侵襲的なモニタリングであり，脳局所の酸素飽和度を測定している．
- 脳酸素飽和度を理解するには脳酸素代謝のパラメーターを理解する必要がある．
- 心停止患者，頭部外傷，周術期に使用されている．
- 脳酸素飽和度の絶対値の評価だけでなく，脳の自動調節能の評価を行うためのツールとしても用いられている．

Q 脳酸素飽和度とは何ですか？

A 脳の微小血管（細動脈・細静脈・毛細血管）の酸素飽和度であり，"局所混合血酸素飽和度"や"組織酸素飽和度"ともよばれています．**近赤外線分光法（near infrared spectroscopy：NIRS）**を用いて，測定する機器が使用されています．波長700〜900 nm 近赤外分光を利用し非侵襲的に酸化 Hb と還元 Hb を測定します．前額部に照射・検出プローブを貼付して使用することで，脳酸素飽和度をリアルタイムに測定できます．使用する機器により脳酸素飽和度の名称が異なり，NIRO（浜松ホトニクス）は組織酸素飽和度 tissue oxygen index（TOI），INVOS（Covidien）と EQUANOX（Nonin Medical）では局所酸素飽和度 regional oxygen of saturation（rSO_2），FORE-SIGHT ELITE（CAS Medical System）では組織酸素飽和度（tissue oxygen saturation：StO_2）とよばれています．用語の混乱を避けるためにこの稿ではこれらをまとめて**「脳酸素飽和度」**とよびます．集中治療室で日常的に測定している SpO_2 パルスオキシメーターと違い，非拍動流でも測定できるため，心停止時や veno-arterial extracorporeal membrane oxygenation（VA-ECMO）の層流環境でも測定できます．

Q 脳酸素飽和度をどのように評価すればよいですか？

A 脳酸素飽和度は脳組織"局所"の酸素供給と消費のバランスを表しています。脳酸素飽和度を評価するためには，脳の酸素供給と消費に関わる因子，つまり脳組織酸素代謝に関わる因子を知る必要があります。

脳組織酸素代謝に関わる因子を理解するには「Fick の式」と「Hagen-Poiseuille の式」を理解する必要があります。「Fick の式」で図1①に示すように，酸素消費量＝心拍出量×（動脈血酸素含量－混合静脈血酸素含量）で表すことができます。動脈，静脈ともに酸素含有量＝1.34×ヘモグロビン値（Hb）×酸素飽和度（SaO_2）＋0.003×酸素分圧（PO_2）で表します。ヘモグロビンに結合した酸素濃度と血漿中に溶解した酸素濃度の合計で，常圧環境では 0.003×PO_2 の部分の影響は少なく，無視して考えます。酸素運搬量（DO_2）は DO_2＝酸素含有量×心拍出量で表され，1分間に組織に運搬される酸素の量を表しています。そして，動静脈の酸素運搬量の差が酸素消費量として算出できます。この式を混合血酸素飽和度（$S\bar{v}O_2$）を導く式に変換すると，図1②となります。全身循環から脳循環代謝に図1②の式を置き換えると図1③となり，内頸静脈血酸素飽和度（SjO_2）を導く式となります。SjO_2 は内頸静脈から逆行性に挿入したカテーテルの先端の酸素飽和度です。内頸静脈には脳全体からの血液が灌流するので，SjO_2 は全脳の酸素代謝モニタリングになります。この式から SjO_2 に影響を与える因子は **SaO_2，Hb，脳酸素消費量（$CMRO_2$），脳血流量（CBF）**と考えられます。

SjO_2 と脳酸素飽和度は正の相関があると報告されています[1,2]。そのため，SjO_2 に影響を与える因子は脳酸素飽和度にも影響を与えると考えられます。SjO_2 と脳酸素飽和度の違いについてですが，SjO_2 は前述したように脳全体の指標ですが，脳酸素飽和度は**前頭葉局所の酸素飽和度**を示しています。

次に「Hagen-Poiseuille の式」を考えていきます。心拍出量を規定する因子に血圧と末梢の抵抗があり，流量＝圧/抵抗の関係が成り立ちます。

---

①酸素消費量（VO_2）＝CO×（動脈血酸素含量－混合静脈血酸素含量）
　　　　　　　　　＝CO×1.34×Hb（SaO_2－$S\bar{v}O_2$）

②$S\bar{v}O_2$＝SaO_2－$\dfrac{VO_2}{1.34 \times Hb \times CO}$

③SjO_2＝SaO_2－$\dfrac{CMRO_2}{1.34 \times Hb \times CBF}$

図1　Fick の式
$S\bar{v}O_2$：混合血酸素飽和度，SaO_2：動脈血酸素飽和度，VO_2：酸素消費量，Hb：ヘモグロビン，CO：心拍出量，SjO_2：内頸静脈血酸素飽和度，$CMRO_2$：脳酸素消費量，CBF：脳血流量

$$①CO = K\frac{(AMP-CVP) \times (r)^4}{L \times \mu}$$

$$②CBF = K\frac{(AMP-ICP) \times (r)^4}{L \times \mu}$$

図2 Hagen-Poiseuille の式
CO：心拍出量，r：血管内径，μ：血液粘度，K：係数，AMP：平均血圧，CVP：中心静脈圧，L：血管長，CBF：脳血流量，ICP：頭蓋内圧

これを閉鎖系の液体の流れる式にしたものが，「Hagen-Poiseuille の式」であり，図2①で表されます．この式を脳循環代謝に置き換えると，図2②となります．そのため CBF に影響を与える因子は**脳血管抵抗（脳血管内径），血圧，頭蓋内圧（ICP），血液粘度（ヘマトクリット）**になります．$PaCO_2$ は脳血管内径を変化させます．「Hagen-Poiseuille の式」では脳血管内径は4乗されるため，少しの $PaCO_2$ の変化が CBF に影響を与えることが考えられます．

「Fick の式」と「Hagen-Poiseuille の式」をまとめると，脳酸素飽和度に影響を与える因子は **SaO_2，Hb，$CMRO_2$，CBF（脳血管抵抗，血圧，ICP，ヘマトクリット）**と考えられます．

心停止蘇生中にどのように利用するのですか？

心停止蘇生中の脳酸素飽和度を調べた研究は多数あります．心停止蘇生中の脳酸素飽和度の増加は return of spontaneous circulation（ROSC）と強く関連しています．また蘇生の質と神経学的転帰予測のために脳酸素飽和度を使用することの有用性が報告されています[3～5]．

近年の観察研究[3]では183人の院内心停止患者で，**より高い脳酸素飽和度が ROSC に独立して関連**していました（ROSC vs no ROSC：平均±標準偏差，51.8±11.2 vs 40.9±12.3％；$p<0.0001$）．また神経学的転帰との関連も調べており，神経学的転帰良好例は有意に脳酸素飽和度が高値でした（56.1±10.0 vs 43.8±12.8％；$p<0.0001$）．さらに，ROSC を予測するための診断精度も検討しています．脳酸素飽和度25％以上は ROSC に対して感度100％（95％CI，94～100％）であり，脳酸素飽和度≧65％は ROSC に対して特異度99％でした（95％CI，95～100％）[3]．また，機械を用いた胸骨圧迫は通常の胸骨圧迫と比べ脳酸素飽和度の有意な増加をもたらすことが示されており，脳酸素飽和度は，**胸骨圧迫の質**を評価できると考えられます[4]．

心停止中の平均脳酸素飽和度は，測定開始時の脳酸素飽和度よりも ROSC を予測することがわかっています．近年のメタアナリシス[5]では，2,436人の心停止患者を調べ，ROSC と蘇生中の平均脳酸素飽和度（standardised mean difference：SMD＝1.33；95％CI＝0.92～1.74）に

ついてと，ROSCと測定開始時の脳酸素飽和度（SMD＝0.51；95％CI＝0.23～0.78）と比べたところROSCと平均脳酸素飽和度の方がより強い関連がありました．この報告では平均脳酸素飽和度が30％未満の症例はROSCしない傾向にありました．さらに，良好な神経学的転帰をたどる症例は測定時および平均脳酸素飽和度ともに高値を示していました．これらの結果をもとに，脳酸素飽和度を指標に蘇生治療を行うべきか現段階では不明であり，今後の研究が待たれます．

Q 心肺蘇生後にどのように利用するのですか？

A 蘇生後の脳酸素飽和度と神経学的転帰との関連性が検討されています．Stormら[6]は蘇生後患者60例の脳酸素飽和度を検討しました．蘇生後平均175分の時点で測定開始し，低体温療法の復温時まで測定を継続しました．測定期間の平均をみると，神経学的転帰良好例は，不良例と比較して有意に脳酸素飽和度が高値でした（68 vs 58％；$p<0.01$）．ICUに入院した蘇生後患者21人を検討した別の研究では，生存例は脳酸素飽和度が平均68.2％（66.0～71.0）に対して死亡例は平均62.9％（56.5～66.0）でした（$p-0.01$）[7]．これらの研究において，生存例は，正常な脳酸素飽和度範囲の70％に近い値を示しており，バランスのとれた酸素受給を反映し，死亡例の脳酸素飽和度は正常範囲以下の虚血状態にあると考察されています．しかし，蘇生後患者の転帰良好例はHbが有意に高いとの報告もあり[8]，解釈は注意深く行う必要があります．Kinoshitaら[9]も述べていますが，蘇生後患者の脳酸素飽和度は前述のSaO_2，Hb，$CMRO_2$，CBF（脳血管抵抗，血圧，ICP，ヘマトクリット）が関連することや脳血管の自動調節能や脳血管拡張・収縮に関連した機能は，蘇生後患者で変化・傷害されていることが示唆され，脳酸素飽和度の絶対値のみで神経学的転帰を評価することは困難です．

Q 頭部外傷にどのように利用するのですか？

A 頭部外傷患者の管理ではCBFを推定するために，脳灌流圧（CPP）が広く用いられています．CPP＝平均血圧（MAP）−ICPで表されるため，CPPを測定するためにはICPを測定する必要があります．ICPは侵襲的に頭蓋内にセンサーを留置するため，より非侵襲的な方法でCPPが推定できないか検討するため，CPPと脳酸素飽和度の関連を示した研究が報告されています．Dunhamら[10]の報告では，脳酸素飽和度が75％以上は＞70mmHgのCPPと良好に相関し，脳酸素飽和度55％未満は＜70mmHgのCPPと関連していました．そのため，この報告では脳酸素飽和度55％未満はICPモニタリングを行うことを推奨しています．

ICPが上昇するとCBFと脳酸素供給量が低下するため，脳酸素飽和度

は理論的にはICPを予測し，非侵襲的なICPモニタとなる可能性があります．しかし，脳酸素飽和度とICPの関連を検討した研究は結果がさまざまであり，結論は出ていません．2つの報告では，脳酸素飽和度とICPの変動には関連を認めませんでした．そのため，ICPモニタリングのために脳酸素飽和度を用いることは推奨されていません[11,12]．他の研究では，脳酸素飽和度はICPの変動に対して，鋭敏に反応したと報告しています[13]．しかし，この研究でICP上昇し，治療介入が必要となる脳酸素飽和度の閾値は示されていません．前述したCPPと脳酸素飽和度を検討した報告と合わせると，脳酸素飽和度はICPモニタリングが必要な患者を選別するのには有用かもしれませんが，脳酸素飽和度の絶対値だけで，治療介入に役立てることは困難です．

脳酸素飽和度の絶対値ではなく，脳の自動調節能に着目した報告があります．まず，脳の自動調節能について説明します．脳は正常では，一定範囲であれば血圧が変化してもCBFが一定に保たれます．脳の自動調節能があるため，血圧が変化しても虚血もしくは脳浮腫を起こしにくくなっています．頭部外傷患者では，脳の自動調節能が障害されている場合があり，そのような症例は血圧の変化に伴いCBFが容易に変化してしまいます．脳の自動調節能が障害されている症例は転帰が悪いことが報告されています[14]．

脳酸素飽和度を用いて，脳の自動調節能を調べる方法が確立しており，リアルタイムにモニタリングできます．血圧と脳酸素飽和度の10秒ごとの平均値を抽出し，300秒間のタイムウインドウの30個の数値を用いて単回帰分析を行い，相関係数を算出します（研究によっては2秒ごと，150個の数値を用いているものもあります）．この相関係数を **cerebral oximetry index（COx）**といいます．COxが高ければ血圧と脳酸素飽和度が正の相関を示すため，脳の自動調節能は障害されている，もしくは自動調節能の範囲外の血圧と考えられます．**COx＜0.3は脳の自動調節能が保たれており，COx≧0.3が障害されている（自動調節能の範囲外）と判断します**[15]．COxを用いて，患者個々の自動調節能の範囲内の血圧（optimal MAP）を検索する試みがなされており，有用性が報告されています[16]．

周術期にどのように利用するのですか？

1．冠動脈バイパス手術

Slaterら[17]は，冠動脈バイパス手術（CABG）を受けている265人の患者を対象とした研究を行いました．患者は2群に無作為に割り付けられ，脳酸素飽和度を両群で測定しました．術前の脳酸素飽和度をベースラインとして，そこから20％減少した場合に脳酸素飽和度を上昇させる介入を行う群と行わない群で比較しました．結果は，脳酸素飽和度が50％未満の時間が長いと術後早期の認知機能障害が多く，また入院期間

が長期間になるというものでした．しかし，脳酸素飽和度をターゲットに治療しても術後認知機能障害の発生率を低下させることできず，入院期間も短縮できませんでした．

■ 2. 内頸動脈内膜摘除術

内頸動脈内膜摘除術の合併症に術後の脳卒中があります．脳酸素飽和度は，内頸動脈内膜摘除術の術中に，脳虚血を検出するために使用されています．術前のベースラインから脳酸素飽和12％の減少を脳虚血の指標としています[18]．内頸動脈のクロスクランプ後に脳酸素飽和度が12％以上減少する症例は，シャント造設が推奨されています[19]．

内頸動脈摘除術の最大の合併症に術後の脳出血があります．発生頻度は1％前後とまれですが，生じた場合の死亡率は60％であり，重篤な合併症です．この脳出血は内膜摘除後の carotid endarterectomy hyperperfusion syndrome が関連していると報告されています．carotid endarterectomy hyperperfusion syndrome は，頸動脈狭窄の修復後に脳血流の増加によってひき起こされます．これは，脳の自動調節能の障害の結果として生じます．この症候群は，頭痛，脳浮腫，痙攣，脳出血をひき起こすことがあり，その結果死亡することもあります．carotid endarterectomy hyperperfusion syndrome のリスクがある患者について，脳酸素飽和度を用いて検出する研究がなされました．内頸動脈摘除術の術中に内頸動脈デクランプした後の脳酸素飽和度と脳血流量の変化は相関しました[18]．そして，デクランプ直後の脳酸素飽和度5％の上昇をカットオフにすると，感度100％，特異度86.4％で carotid endarterectomy hyperperfusion syndrome が検出できました[20]．

Q 脳酸素飽和度のピットフォールはありますか？

A 正常値が定まっていないことが一つ挙げられます．麻酔科領域で使用する場合は，麻酔前に脳酸素飽和度を測定することがすすめられています．また，頭皮，頭蓋骨，髄液などの影響を受けます．また，頭蓋外血流の血流も影響を受けます．脳酸素飽和度センサーを貼付する部分の近位側に血圧測定用のカフを改良したものを装着し，加圧することで頭皮の血流を遮断して脳酸素飽和度の影響を検討しました[21]．米国で使用できる INVOS，EQUANOX，FORE-SIGHT の3機種について検討していますが，すべての機種で脳酸素飽和度が減少しており，頭皮の血流の影響を受けていることがわかりました．

［文　献］

1 ） Kim MB, Ward DS, Cartwright CR et al：Estimation of jugular venous O2 saturation from cerebral oximetry or arterial O2 saturation during isocapnic hypoxia. J Clin Monit Comput 16：191-199, 2000

2 ） Ikeda K, MacLeod DB, Grocott HP et al：The accuracy of a near-infrared spectroscopy cerebral oximetry device and its potential value for estimating jugular venous oxygen saturation. Anesth Analg 119：1381-1392, 2014

3 ） Parnia S, Yang J, Nguyen R et al：Cerebral Oximetry During Cardiac Arrest：A Multicenter Study of Neurologic Outcomes and Survival. Crit Care Med 44：1663-1674, 2016

4 ） Parnia S, Nasir A, Ahn A et al：A feasibility study of cerebral oximetry during in-hospital mechanical and manual cardiopulmonary resuscitation. Crit Care Med 42：930-933, 2014

5 ） Cournoyer A, Iseppon M, Chauny JM et al：Near-infrared Spectroscopy Monitoring During Cardiac Arrest：A Systematic Review and Meta-analysis. Acad Emerg Med 23：851-862, 2016

6 ） Storm C, Leithner C, Krannich A et al：Regional cerebral oxygen saturation after cardiac arrest in 60 patients--a prospective outcome study. Resuscitation 85：1037-1041, 2014

7 ） Ahn A, Yang J, Inigo-Santiago L et al：A feasibility study of cerebral oximetry monitoring during the post-resuscitation period in comatose patients following cardiac arrest. Resuscitation 85：522-526, 2014

8 ） Ameloot K, Genbrugge C, Meex I et al：Low hemoglobin levels are associated with lower cerebral saturations and poor outcome after cardiac arrest. Resuscitation 96：280-286, 2015

9 ） Kinoshita K, Sakurai A, Ihara S：The pitfalls of bedside regional cerebral oxygen saturation in the early stage of post cardiac arrest. Scand J Trauma Resusc Emerg Med 23：95, 2015

10） Dunham CM, Sosnowski C, Porter JM et al：Correlation of noninvasive cerebral oximetry with cerebral perfusion in the severe head injured patient：a pilot study. J Trauma 52：40-46, 2002

11） Muellner T, Schramm W, Kwasny O et al：Patients with increased intracranial pressure cannot be monitored using near infrared spectroscopy. Br J Neurosurg 12：136-139, 1998

12） Zuluaga MT, Esch ME, Cvijanovich NZ et al：Diagnosis influences response of cerebral near infrared spectroscopy to intracranial hypertension in children. Pediatr Crit Care Med 11：514-522, 2010

13） Budohoski KP, Zweifel C, Kasprowicz M et al：What comes first? The dynamics of cerebral oxygenation and blood flow in response to changes in arterial pressure and intracranial pressure after head injury. Br J Anaesth 108：89-99, 2012

14） Czosnyka M, Brady K, Reinhard M et al：Monitoring of cerebrovascular autoregulation：facts, myths, and missing links. Neurocrit Care 10：373-386, 2009

15） Ono M, Arnaoutakis GJ, Fine DM et al：Blood pressure excursions below the cerebral autoregulation threshold during cardiac surgery are associated with acute kidney injury. Crit Care Med 41：464-471, 2013

16） Dias C, Silva MJ, Pereira E et al：Optimal Cerebral Perfusion Pressure Management at Bedside：A Single-Center Pilot Study. Neurocrit Care 23：92-102, 2015

17） Slater JP, Guarino T, Stack J et al：Cerebral oxygen desaturation predicts cognitive decline and longer hospital stay after cardiac surgery. Ann Thorac Surg 87：36-44, 2009

18） Murkin JM, Arango M：Near-infrared spectroscopy as an index of brain and tissue oxygenation. Br J Anaesth 103（suppl 1）：i3-i13, 2009

19） Moritz S, Kasprzak P, Arlt M et al：Accuracy of cerebral monitoring in detecting cerebral ischemia during carotid endarterectomy：a comparison of transcranial Doppler sonography, near-infrared spectroscopy, stump pressure, and somatosensory evoked potentials. Anesthesiology 107：563-569, 2007

20） Ogasawara K, Konno H, Yukawa H et al：Transcranial regional cerebral oxygen saturation monitoring during carotid endarterectomy as a predictor of postoperative hyperperfusion. Neurosurgery 53：309-314, 2003

21） Davie SN, Grocott HP：Impact of extracranial contamination on regional cerebral oxygen saturation：a comparison of three cerebral oximetry technologies. Anesthesiology 116：834-840, 2012

特集 エキスパートに学ぶ神経集中治療

ベーシック編

Q&A

頭蓋内圧の意味，正常値，そのモニタリング，モニタリングの注意点

香川大学医学部附属病院 救命救急センター
宍戸　肇，河北賢哉，黒田泰弘

Key words intracranial pressure, intracranial pressure monitoring, traumatic brain injury

point

- 頭蓋内圧（ICP）は脳循環動態を鋭敏に反映するパラメータの1つである．
- ICPは患者の全身状態・管理方法によっても変化する．
- 脳循環評価はICP値のみで判断するのではなく，脳灌流圧（CPP）と複合的に判断すべきである．
- ICPモニタリングは重症頭部外傷患者に奨められているが，いくつかの測定部位・方法があり，それぞれの特徴を理解すべきである．
- ICPが高値を示した場合，まず瞳孔不同の有無を確認し，脳ヘルニアの鑑別をするべきである．

Q 頭蓋内圧の意味と正常な頭蓋内の循環動態について教えてください

A 頭蓋内圧（intracranial pressure：ICP）とは頭蓋骨によって囲まれ，大孔でのみ頭蓋外と交通する頭蓋内の圧力を意味します．頭蓋骨内腔は脳実質（89％），血管床（7％），髄液腔（4％）の3成分から成り立っています．脳循環動態はマクロレベルでは，脳灌流圧（cerebral perfusion pressure：CPP）が変動しても脳血管抵抗（脳血管径，脳血管長，脳血液粘度で規定）の変化により，脳血液量（cerebral blood volume：CBV）を調整し，一定の脳血流量（cerebral blood flow：CBF）を維持します（脳血流自己調節能）（図1A）．例えばCPPが増加しても脳血管が収縮することでCBVの過度な上昇を防ぎ，CBFを一定に維持します．ミクロレベルでは血液脳関門（blood brain barrier：BBB）とよばれる血液と脳との物質交換を制限する機構により，厳格な水輸送の調整が行われています（図1B）．これらのバランスによる血管床の調整で，ICPは適正な状態に保たれます[1〜3]．

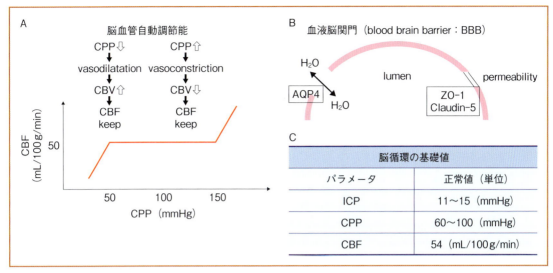

図1 脳循環動態のメカニズム
A：脳灌流圧（CPP）と脳血流量（CBF）の関連
頭蓋内圧（ICP）は平均体血圧（MAP）とCPPで規定され，CPP＝MAP－ICPの関係がある．脳血流自己調節能により，脳血流量（CBF）を一定に調整することは，結果としてICPの安定化につながる．
B：血液脳関門（BBB）の役割
トランスポーター（AQP4）や細胞間接着分子（TJ）により水分を含む血液中のさまざまな物質輸送を制限している．
C：各種パラメーターの正常値
ICP：intracranial pressure, MAP：mean arterial pressure, CPP：cerebral perfusion pressure, BBB：blood brain barrier, AQP4：aquaporin4, TJ：tight junction, ZO-1：zonula occludens-1

ICP，CBF，CPPおよび平均体血圧（mean arterial pressure：MAP）には以下の関係があります（図1C）．

CPP（mmHg）＝MAP－ICP……（式1）
CBF（mL/100g/min）＝CPP/脳血管抵抗
MAP（mmHg）＝拡張期血圧＋（収縮期血圧－拡張期血圧）/3

　脳実質損傷による出血性占拠病変（一次性脳損傷）や脳血流自己調節能障害およびBBBの破綻による脳血管透過性亢進（二次脳性損傷）が起きるとICPは上昇します．ICPモニタリングはこの過程をリアルタイムで反映します．つまり，ICPの意味を理解し，モニタリングにより得られたICP値を適切に評価・管理することで，ベッドサイドでも頭蓋内の状態を把握・調整することが可能となります．

Q 頭部外傷における頭蓋内圧亢進状態の病態と症状を説明してください

 米国重症頭部外傷ガイドライン[4]では，ICPが22cmH$_2$Oより高くなった状態が5分以上続いた場合を頭蓋内圧亢進状態と定義し，治療介入を勧めるとしております．頭蓋内圧亢進状態になる理由として主

に
　①脳実質内占拠性病変（一次性脳損傷：急性硬膜下血腫や脳挫傷など）
　②脳血流自己調節能破綻やBBB機能不全による脳血管透過性亢進（二次性脳損傷：脳浮腫，脳腫脹など）
　③髄液還流異常（閉塞性水頭症など）
が考えられます．

　血圧が一定の場合，ICPが上昇するとCPPは低下します（式1）．CPPが低下すると脳血管を拡張させることでCBFを維持しようとします（脳循環予備能，図1A）．さらにCPPが低下すると脳酸素摂取率（oxygen extraction fraction：OEF）をあげることで脳酸素供給を維持しようとします（脳代謝予備能）．さらにCPPが低下すると十分な酸素供給，血流量が得られなくなり，最終的に不可逆な脳機能不全に陥ります（脳虚血）．またBBB機能不全が起こると毛細血管内皮細胞からの血管透過性亢進（vasogenic edema）や，アストロサイト・神経細胞の細胞内浮腫（cytotoxic edema）により脳浮腫，脳腫脹が悪化し，ICPが上昇します[5]．

　頭蓋内圧上昇による初期症状は頭痛，嘔吐，うっ血乳頭です．さらに上昇すると，意識変容や局所脳症状が出現します．脳ヘルニアにまで至ると意識障害，瞳孔不同，Cushing現象（徐脈・血圧上昇），Cheyne-Stokes呼吸を認め，最終的には呼吸停止，心停止に至ります．このような症状が起きたときにはすでに手がつけられない状況であることが多いため，未然に回避するためにICPモニタリングをすることは重要です．

Q 頭蓋内圧モニタリングの意義とその適応について教えてください

意識障害患者や管理上無動化している患者の神経症状を正確に評価することは非常に困難です．このような場合ICPモニタリングは，減圧開頭術を行う適応やタイミングの決定，術後再出血や脳浮腫による頭蓋内変化の評価，脳循環動態を考慮した全身管理の妥当性を客観的にベッドサイドで評価できるよい指標となります．

　頭部外傷患者のICPモニタリングの具体的な適応を示します．
　①GCSスコア8以下，②低血圧（収縮期血圧＜90mmHg），③正中偏移，脳槽の消失などのCT所見，④バルビツレート療法や低体温療法を行う場合，⑤検査移動困難症例，鎮静下で意識レベルの確認困難症例，を認める患者においてはICP測定が推奨されています．米国重症頭部外傷ガイドラインでもICPモニタリングを用いた重症頭部外傷患者管理は院内死亡率，受傷2週間後死亡率を低下させるため推奨する（レベルⅡB），となっています[4]．

ICP測定方法について教えてください

一般的なICP測定方法は①髄腔内にカテーテルを挿入し、測定する方法と②脳実質や硬膜外、硬膜下にカテーテルチップトランスデューサーを挿入して測定する方法があります。両者の決定的な違いは、前者はICPを測定するだけでなく、髄液の排出量を調整することでICPをある程度調整できることです。ICP測定方法の選択ですが、病態に応じて使い分ける必要があります。

■ 1. 脳室ドレナージ術

脳室内にドレーンを留置し、排出される髄液量によってICPを評価するだけでなく、髄液排出量を調整することである程度ICPを調節できる、最も信頼のおけるICP測定方法です。ただし脳室内に正確にドレーンを留置する必要があるため、側脳室が病的に拡大しているか少なくとも正常の大きさが必要です。脳ヘルニアなどで正中偏位を起こしている患者の場合、側脳室への挿入は必ずしも容易ではありません。

■ 2. ICPセンサー留置術

デバイス先端の圧センサーを脳実質や硬膜下、硬膜外に留置することでICPを測定（図2A, B）します。上記と違い、ICPの調整はできないこと、占拠性病変付近に留置すると局所的な圧異常値を検出してしまうことがありますが、救急初療室で挿入可能であり、挿入方法も簡便であるため頻用されています。現在我が国で使用可能なICPセンサーは以下のとおりです（図2C）。

ICP測定の注意点および頭蓋内圧上昇時の対応について教えてください

ICPは全身状態の変化においても鋭敏に変化します。ICP値が上昇したときの注意点と対応は以下のとおりです。

■ 1. 脳ヘルニアの除外

瞳孔径の左右差や対光反射の有無を評価し、脳ヘルニアの有無を評価します。ベッドサイドで無動化の患者のICP上昇を示す最も迅速な評価法です。

■ 2. 頭蓋内圧をきたす他の病態がないか評価

（1）体位、鎮静、鎮痛、体温

頭位とICPには密接な関係があります。仰臥位（頭位0度）では脳主幹動脈における血流増加や酸素化の改善が期待できるという研究結果が示

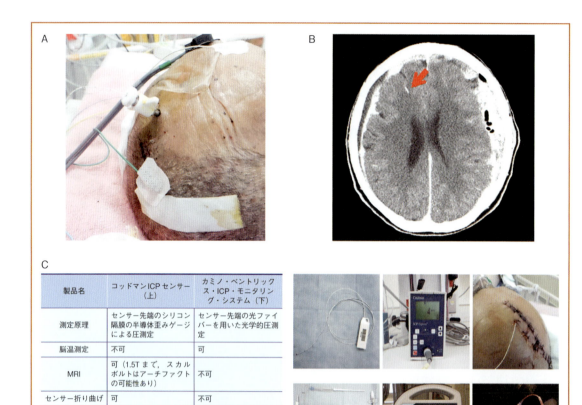

図2 ICP モニター挿入術の実際，各 ICP モニタリングシステムの特徴
　A：ICP センサー挿入例
　　右前頭部に ICP センサーが挿入されている．
　B：術後頭部 CT 検査
　　右前頭葉に ICP センサーが挿入されている（矢印）．
　C：各 ICP センサーの特徴

されています[6]．一方で，頭位を 30 度に挙上することで仰臥位より ICP が低下することが報告されています[7]．当院では ICP 管理をする際，頭位を 10～30 度程度挙上します．注意点として，頸部が屈曲していないかどうかです．頸部が屈曲していると，内頸静脈還流が低下し，ICP が上昇します．また不十分な鎮静・鎮痛管理による人工呼吸器非同調はバッキングを起こし，ICP が上昇します．高体温は基礎研究にて脳血流自己調節能障害を示す[8]ことが報告されており，ICP 上昇の誘因となります．

（2）全身管理（呼吸・循環）
　体位・鎮静・鎮痛・体温の最適化が得られた後でも ICP 上昇が続く場合，全身管理が適切かどうかを判断します．

表1　米国重症頭部外傷ガイドライン 4th edition

治療目標値		
パラメータ	目標値（単位）	エビデンスレベル
ICP	22 以下（mmHg）	Level ⅡB
CPP	60〜70（mmHg）	Level ⅡB
BP	100 以上（mmHg）[50〜69 歳] 110 以上（mmHg）[49 歳以下，70 歳以上]	Level Ⅲ
CO_2	25 未満にしない（mmHg）	Level ⅡB

米国重症頭部外傷ガイドラインで推奨される各パラメータの治療目標値
ICP：intracranial pressure，CPP：cerebral perfusion pressure，BP：blood pressure，CO_2：carbon dioxide
（文献 4 を参照して作成）

　呼吸管理において過度な二酸化炭素の低下は脳血管収縮による脳虚血を誘発する可能性があります．結果的に ICP 上昇につながるため，呼気終末二酸化炭素分圧（end tidal carbon dioxide：$EtCO_2$）は 30（35）〜40 mmHg を目標に管理します[9]．

　循環管理において米国重症頭部外傷ガイドラインでは「50 歳から 69 歳の患者には収縮期血圧 110 mmHg 以上，49 歳以下あるいは 70 歳以上の患者には収縮期血圧 100 mmHg 以上を維持することが死亡率の低下と神経学的転帰改善につながる可能性がある」と記載されています．さらに CPP の管理範囲を「生存率や転帰の点において 60〜70 mmHg にする」ことが奨められています（**表1**）．ただし，これらは，「**血圧低下が原因の低脳灌流が，虚血性二次脳損傷を起こす**[10]」ということを理解したうえでの目安であることに留意すべきです．さらに CPP＞70 mmHg を保つためのみの輸液や昇圧剤による積極的な介入は，急性呼吸窮迫症候群（acute respiratory distress syndrome：ARDS）のリスクを助長させる[11] ことや脳血流自己調節能が障害された患者への高 CPP 管理は過灌流による急性脳腫脹をひき起こす[12,13] ことでかえって転帰を不良にすることを知っておくべきです．

（3）頭蓋内病変への対応

　適切な全身管理・脳循環管理を行っても頭蓋内に異常がある場合，ICP は上昇します．ICP を低下させるための治療介入としては以下のような方法がありますが，それぞれ注意点があります．

　過換気療法：$PaCO_2$ が上昇すると脳血管が拡張します．その結果 CBV が増加するため ICP が上昇します．過換気療法は $PaCO_2$ を低下させ，意図的に脳血管を収縮させることで CBV を減らし，ICP を低下させる方法です．ただし，過度な $PaCO_2$ の低下（$PaCO_2$＜25 mmHg）や長時間の過換気療法の継続（30 分以上）は CBF 低下による脳虚血をきたす可能性があります．

　高浸透圧療法：グリセレブ®（一般名：濃グリセリン）やマンニトール®

（一般名：D-マンニトール）は血液浸透圧上昇作用により，周囲組織水分を血管内に引き込むことで脳浮腫軽減効果を示します．ただこの効果は一時的なものであり，リバウンド現象には注意が必要です．また投与によるうっ血性心不全や肺水腫，乳酸アシドーシス，低カリウム血症，脱水に注意が必要です．

体温管理療法：高体温は ICP 上昇と相関します[14]．そのため正常体温を超えた状況に対して，クーリングや解熱薬を使用することで ICP を低下させることが可能です．また当院では症例は選択しますが，血管内体温調節装置（cool line IVTM カテーテル®）による積極的体温管理で ICP を管理しています．ただし，低体温による血圧低下，凝固異常，電解質異常，感染症などさまざまな合併症に注意が必要です．

減圧開頭術：さまざまな集中管理を行っても脳ヘルニアを解除できない場合，頭蓋骨を外すことで頭蓋内を外界と交通させて，ICP を低下させる方法です．ポイントとしては神経集中管理に固執して手術のタイミングを逃さないことであり，ベッドサイドで ICP を管理する一方，すぐに手術できる配慮と医療スタッフへの周知が最も重要と考えます．

［文　献］

1）Stocchetti N, Maas AI：Traumatic intracranial hypertension. N Engl J Med 370：2121-2130, 2014

2）Abdul-Muneer PM, Schuetz H, Wang F et al：Induction of oxidative and nitrosative damage leads to cerebrovascular inflammation in an animal model of mild traumatic brain injury induced by primary blast. Free Radic Biol Med 60：282-291, 2013

3）小林英幸，横尾宏毅，柳田俊彦 他：脳微小血管の機能調節．日薬理誌 119：281-286, 2002

4）Carney N, Totten AM, O'Reilly C et al：Guidelines for the Management of Severe Traumatic Brain Injury, Fourth Edition. Neurosurgery 0：1-10, 2016

5）Unterberg AW, Stover J, Kress B et al：Edema and brain trauma. Neuroscience 129：1021-1029, 2004

6）Olavarria VV, Arima H, Anderson CS et al：Head position and cerebral blood flow velocity in acute ischemic stroke：a systematic review and meta-analysis. Cerebrovasc Dis 37：401-408, 2014

7）Schwarz S, Georgiadis D, Aschoff A et al：Effects of body position on intracranial pressure and cerebral perfusion in patients with large hemispheric stroke. Stroke 33：497-501, 2002

8）松田　博，篠原幸人，丹羽　潔 他：脳循環自動調節能と高脳温．脳卒中 22：495-502, 2000

9）Godoy DA, Seifi A, Garza D et al：Hyperventilation therapy for control of posttraumatic intracranial hypertension. Front Neurol 8：1-13, 2017

10）Berry C, Ley EJ, Bukur M et al：Redefining hypotension in traumatic brain injury. Injury 43：1833-1837, 2012

11）Contant CF, Valadka AB, Gopinath SP et al：Adult respiratory distress syndrome：a complication of induced hypertension after severe head injury. J Neurosurg 95：560-568, 2001

12）Kinoshita K：Traumatic brain injury：pathophysiology for neurocritical care. J Intensive Care 4：29, 2016

13）Johnson U, Nilsson P, Ronne-Engström E et al：Favorable outcome in traumatic brain injury patients with impaired cerebral pressure autoregulation when treated at low cerebral perfusion pressure levels. Neurosurgery 68：714-721, 2011

14）Rossi S, Zanier ER, Mauri I et al：Brain temperature, body core temperature, and intracranial pressure in acute cerebral damage. J Neurol Neurosurg Psychiatry 71：448-454, 2001

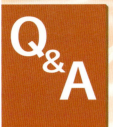

特集 エキスパートに学ぶ神経集中治療

ベーシック編

Q&A 重症頭部外傷における頭蓋内圧亢進状態に対してどのように対処すべきか？

日本医科大学大学院医学研究科 救急医学分野，日本医科大学付属病院 高度救命救急センター
横堀將司，横田裕行

Key words 頭部外傷，頭蓋内圧，脳灌流圧

point

- 頭蓋内圧（ICP）測定は神経集中治療モニタリングの基本手技であり，我が国および米国の頭部外傷管理ガイドラインでもその使用が推奨されている．
- ICPモニターは留置する部位によって正確性や合併症の頻度が異なる．
- ICP亢進に対して，まず非侵襲的治療を選択し，これが有効でない場合より侵襲的な治療が選択される．

Q どのような患者に頭蓋内圧を測定すべきですか？

A 頭蓋内圧（intracranial pressure：ICP）測定は神経集中治療モニタリングの基本手技であり，我が国および米国の頭部外傷管理ガイドラインにもその使用が推奨されています[1,2]．

米国のガイドライン（Brain Trauma Foundation ガイドライン：BTF ガイドライン）ではグラスゴー・コーマ・スケール（Glasgow Coma Scale：GCS）3～8点の重症頭部外傷において，頭部CT所見で異常を示すもの[*1]に適応があるとしています（Level Ⅱb という中等度の推奨です）．また，もし頭部CT所見が正常であっても，**年齢40歳以上**，**片側もしくは両側の異常肢位**[*2]を認める場合，または**収縮期血圧<90 mmHg**，の3項目のうち2つ以上を認める場合にICPを測定すべきとしています．ICPモニタリングを行うことで，入院時死亡と受傷2週間後までの死亡を減らすとの記載もあります．

我が国のガイドラインでも[2]，以下のようにICPモニタリングの適応が定められています．①**GCS 8点以下**，②**低血圧（収縮期血圧<90 mmHg）**，③**正中偏位，脳槽の消失などのCT所見**（いわゆる脳ヘルニア所見を呈する場合）のいずれかを満たす場合，また，バルビツレート療法や低体温療法を行う場合にも，治療効果判定のためにICP測定を行うよう勧められて

[*1] ここでいう異常CT所見は脳出血や脳挫傷，脳腫脹，脳底槽消失や正中偏位などの脳ヘルニア所見と定義されている（BTFガイドライン）．

[*2] 異常肢位（abnormal posture）とは除脳硬直（GCSの最良運動スコアでM2）もしくは除皮質硬直（GCSでM3）を示している．

います．また，CT 室などへの移動困難な症例や，鎮静下で意識レベルの困難な場合などには ICP 測定を考慮してもよいとしています．

Q ICP モニタリングを留置する部位はどこがよいのでしょう？

A ICP 測定はセンサーやカテーテルを頭蓋内に留置することで，その部位の圧力を測定するものですが，どこに留置されているかで，測定値の信頼性，感染や合併症の差異があるといわれています．単純にいうと脳の中心部近くに留置されるほどその精度は高いといわれています．以下のように ICP モニターを留置する部位は大きく 4 つに分かれますが，各々の利点と問題点を熟知し，その病態に即した測定法を選択すべきといえます（表 1）．

▌ 1．脳室内圧（intraventricular pressure）モニター

側脳室前角を穿刺し，脳室ドレナージチューブを留置することで髄液圧を測定するものです．**ゼロ点は外耳孔の高さ（≒モンロー孔の高さ）**とします．

利点としては最も安価であり**最も信頼性が高い**といわれています．また，ドレナージを兼ね ICP をコントロールできる利点があります（後述，ICP 亢進に対する治療戦略）．欠点としては最も侵襲的で出血，感染の危険性が高いことです．また脳室の偏位，圧排や狭小化があると穿刺が困難になります．

▌ 2．脳実質圧（intraparenchymal pressure）モニター

脳実質圧センサーを脳実質内に挿入します．ICP 値の信頼性は脳室内モニターに次いで高く，また**脳室穿刺より手技が容易**で，脳室の偏位，狭小化，脳腫脹に関係なく設置することができます．欠点：専用機器[*3] を用いるため高価となります．また脳実質に刺入して留置することから少なくとも**脳出血や感染の可能性**があります．

[*3] カテーテルチップ・トランスデューサーという機械を用いる．先端にマイクロセンサーがついている圧カテーテル，もしくは光ファイバーの原理による圧カテーテルが利用できる．

表 1 ICP 測定法とその特徴

モニターの種類	デバイス・カテ感染	脳出血	閉塞，機能不全	値の信頼性
脳室内圧	高い	高	低い	高い
脳実質圧	↕	↕	↕	↕
硬膜下圧				
くも膜下圧	低い	低	高い	低い

3. 硬膜下圧（subdural puressure）モニター

開頭術や穿頭術の際に硬膜縁より硬膜下にセンサーを留置することで測定します．上記1．2．の方法より安定性に欠けるといわれています．利点としては脳実質に刺入しないため脳出血の可能性は少ないです．一方，脳腫脹が強いとカテーテルセンサーが圧迫され圧が正確に測れないことがあります．

4. くも膜下圧（subarachnoid pressure）モニター

開頭術時に18Gの硬膜外麻酔用カテーテルをくも膜下腔に留置します．脳室の偏位や狭小化があっても測定可能であり，手技，計測が簡単であり経済的です．またくも膜下腔にチューブの先端があるため，髄液採取が可能です．一方ICPが高値になればなるほど，チューブの閉塞を起こしやすく値の信頼性も乏しくなります．一般的には上記1．～3．が用いられ，わが国のガイドラインの中でも推奨されている部位です．

ICPの治療閾値（いきち）はどれくらいなのでしょう？

ICPの正常値は年齢により大きく異なり，新生児は1.5～6 mmHg，小児は3～7 mmHg，思春期～成人では10～15 mmHg以下とされています．どのレベルでICPを異常ととらえ治療を開始するかについてはいまだ議論があるところですが，いわゆる頭蓋内圧上昇（intracranial hypertension）はICP 20 mmHg以上が5分以上続いた状態と定義されており[3]，米国神経集中治療学会から発表されたEmergency Neurological Life Support（ENLS）[4]の中でもこの定義が採用されています[5]．BTFガイドラインはICP 20～25 mmHgを治療閾値上限としています[1]．また，我が国の頭部外傷ガイドラインでは，治療を開始する閾値は15～25 mmHg程度とすることが望ましいとしています[2]．おおむね **20～25 mmHg** を超えると危険と判断しておくとよいでしょう．

脳灌流圧（のうかんりゅうあつ）はどのように評価したらよいのですか？

適切な脳血流を維持するための間接的指標としてしばしば脳灌流圧cerebral perfusion pressure（CPP）が用いられます．

CPP＝平均動脈圧（mean arterial pressure：MAP）－ICPで算出できますが，この式からわかるように，ICP上昇またはMAP低下がCPP低下をひき起こします．

CPPとCBF，圧自動調節能の理論的な関係を**図1**に示します．自動調節能が正常に保たれている場合（**図1A**，実線），CPPが50～150 mmHgでは，CBFは血管径の変化により一定に保たれます．CPPが50 mmHg以

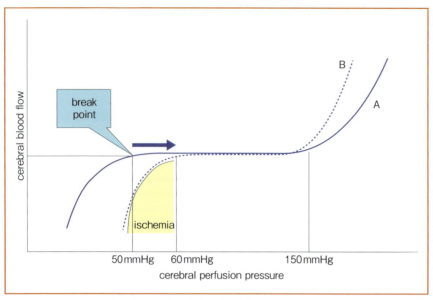

図1 CPPとCBF，圧自動調節能の理論的な関係

下になると血管拡張による脳血流の維持は困難となるため，CBFはCPPに依存するようになります．一方，自動調節能が障害されると（図1B，破線）自動調節能の下限（break point）が高いCPPレベルにシフトするため，虚血をひき起こさないためにはより高いCPPが必要となります．

頭部外傷後に血管の圧自動調節能が低下している場合，過度の高血圧により脳腫脹が助長され，その結果ICPも上昇します．受傷後36〜48時間の重症頭部外傷患者の87％が脳血管の圧自動調節能が障害されているとの報告もあり注意が必要です[6]．ゆえに，ICPとCPPのバランスをみながら集中治療を継続することが重要です．ちなみにCPPの治療閾値は60〜70 mmHgを保つようにとの記載があります．一方で輸液負荷や昇圧剤でCPPを人為的に高く（70 mmHg以上）保つとARDSを起こし得るというデータがあり，**積極的にCPPを70以上に上昇させることは避けるべき**といわれています．

■ 脳ヘルニア・脳幹圧迫

局所性の脳実質病変が増大すると圧勾配が生じ，その結果頭蓋内のコンパートメント内およびコンパートメント間で脳組織の偏位（脳ヘルニア）が起きます．CT所見で確認できるmidline shift（正中偏位）やbasal cistern（中脳周囲脳槽）の不明瞭化がよい例であり，**ヘルニア所見として決して見逃してはなりません**．急性硬膜下血腫では5 mm以上のmidline shiftが緊急開頭術を施行する判断のもととなります[7]．

Q ICP上昇への対処法を教えてください

A 頭部外傷の病態は多様かつダイナミックです．ICP上昇に関与する因子も多様であり，時々刻々とその主因は変化します[8]．集中治療管理において大切なことは，脳灌流圧（CPP）を適正に管理するため，CPPに変調をきたすさまざまな因子を常に意識し，**段階的に治療手段を強化するプロトコール**を用いることです．

施設ごとにさまざまなプロトコールが使用されているのが現状ですが，一般的には，ICPコントロールのためのbasicな，非侵襲的治療がまず選択され，これが有効でない場合，より侵襲的な方法が選択され（stepwise algorithm），段階的に治療法の強化する治療プロトコールが用いられます（図2）．どの段階においてもICP上昇，神経学的所見の悪化の原因をCTにて迅速にチェックしmass effectを伴うものは手術による除去を考慮するよう推奨されています[7,9～12]．

1. 第1段階：全身管理（呼吸管理，鎮静，鎮痛）

ICPが20～25 mmHgが5分以上続いた場合，まず気管挿管を含めた呼吸管理，鎮静，鎮痛，無動化を含めた全身管理を行います．特に$PaCO_2$の高値（＞36 mmHg）や呼気終末の軌道内圧上昇（ベンチレータとのファイティングなど）に注意し必要に応じ補正します．重症頭部外傷患者の鎮静鎮痛薬において，どの薬剤を使用すべきか，依然明確なエビデンスはあ

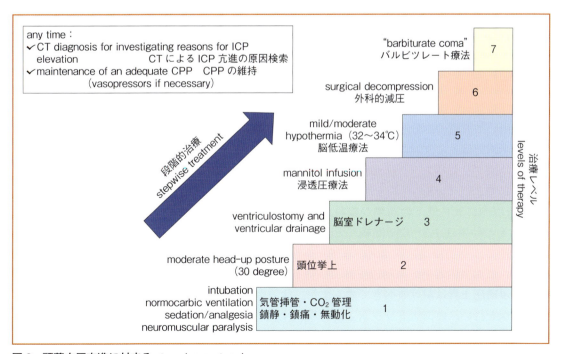

図2 頭蓋内圧亢進に対するstepwise protocol

りませんが，プロポフォール群のほうが ICP コントロールは容易で，治療 3 日目の ICP は有意に低かったという報告があります[13]（長期予後に関しては差がなかった）．この唯一の RCT により，現在ではプロポフォールが推奨されている治療のオプションとされていますが，一方で propofol infusion syndrome（PRIS）[*4] に注意するようにとの記載があります[1]．

頭部外傷における**予防的過換気療法（$PaCO_2$ を 20〜25 mmHg に維持）は推奨されていません**．いわゆる脳虚血期に相当する受傷後 24 時間以内は過換気を避けること，もし過換気療法を行う場合は脳局所酸素分圧（$PbtO_2$）や頸静脈酸素飽和度（$SjvO_2$）を測定し，**脳虚血を予防すべきと**しています[1]．

2．第 2 段階：頭位挙上（30 度）

ICP コントロールの目的で頭位挙上は有用です．しかし過剰な挙上は脳灌流を低下させるため**30 度が推奨**されています[1]．また頸部が屈曲して静脈還流が障害されると，脳組織の充血に伴い ICP が上昇するため頭位を正中位に維持することも大切です．

3．第 3 段階：脳室ドレナージ

頭蓋内コンプライアンスが低下した状態では，効果は短期間ではあるものの，わずかに髄液を排出除去させただけでも ICP を急激に低下させ，CPP を上昇させることができます．しかし脳腫脹が強く脳室容積が虚脱してしまった場合，ドレナージできる脳脊髄液の量は少なくなり，ドレナージの治療効果は少なくなってしまいます．**脳室の虚脱を防ぐため**，髄液排出は間欠的かつ頭蓋内圧の治療閾値を獲得できるよう行うのが効果的です．

4．第 4 段階：浸透圧療法（マンニトール，高張食塩水）

浸透圧療法は血液脳関門（blood brain barrier：BBB）内外での浸透圧勾配を用いて間質の水分を血管内に引き込むことで頭蓋内圧を下げる方法です．米国では主にマンニトールや高張食塩水が使われています．また我が国では濃グリセリン（グリセオール）も使用されています．マンニトールは主に 0.25〜1 g/kg のボーラス投与を行います．ボーラス投与により 1〜5 分以内に ICP 低下の効果が表れ，20〜60 分にその効果がピークとなり，その効果は 1.5〜6 時間続くとされます[14]．2〜6 時間おきに反復投与可能で，血清浸透圧を 300〜320 mOsm まで上昇させるべく使用しますが，低血管内容量，高浸透圧および腎不全を避けるため，**320 mOsm 以上の浸透圧上昇は避けるべきです**．また，体液喪失があれば十分な輸液量の確保を行い，血清ナトリウム 155 mEq/L 以下となるよう調節します．

高張食塩水の使用はナトリウム濃度が 3％から 23.4％までのものが報告されています[15]．特に循環血液量減少や低血圧を呈した ICP 亢進患者

[*4] 高濃度のプロポフォールを長期に使用することで生じる病態で，代謝性アシドーシス，高 CK 血症，ミオグロビン尿などが特徴である．骨格筋や心筋細胞の崩壊が特徴とされ，上記を認めた場合，プロポフォールの中止が必要である．

は，マンニトールは使いにくく，高張食塩水のほうが血圧上昇効果も期待でき，有効であるといわれています．一方 20％マンニトールと 15％食塩水を後方視的に比較した報告では，ICP 低下作用と持続時間に差はなかったとの報告もあります[16]．

高張食塩水の副作用や合併症として注意すべきは血小板凝集障害による出血，血液凝固時間の延長（PT，PTT の延長）低カリウム血症や低塩素性アシドーシスです．また理論上は Na の 20 mEq/L/day 以上の上昇で橋中心髄鞘崩壊症[*5]を起こす可能性があり注意が必要です．具体的な使用プロトコールを以下に記載します．

（1）ボーラス投与

> 3％食塩水 250 mL 急速投与

血清ナトリウムを 145〜155 mEq/L の間に維持．血清 Na が 155 mEq/L を超えるまで何回でも使用可能．

> 7.5％食塩水 2 mL/kg を 20 分間投与
> 23.4％食塩水 30 mL ボーラス投与（2 分以上かけて）[17]

（2）持続投与

> 3％食塩水の持続投与（0.1〜1.0 mL/kg/h）

我が国で多く使用されているグリセロールは欧米での使用は少なく，国際的な研究報告が少ないです．近年における ICP コントロールに関する報告もなく，経験的治療と表現せざるを得ないでしょう．

■ 5．第 5 段階：低体温療法

患者体温を 33〜34℃にコントロールする低体温治療は基礎実験やいくつかの臨床研究によって有効性が報告されてきましたが，多施設研究で生命予後，機能予後への有効性が実証されませんでした．したがって依然ガイドラインの中でもその推奨度は高くありません[1]．早期導入脳低温療法の有効性を検討した NABISH：II 研究[18]では，全体での有効性は示されませんでしたが，患者をびまん性損傷群と局所性開頭手術症例（evacuated-mass）に分けて行われたサブ解析では，後者に対する早期導入脳低温療法の有効性が示されました[18]．この分野ではさらなる臨床研究が待たれます．脳低温療法のプロトコールは施設により異なりますが，維持期 48〜72 時間ののちの 0.25〜0.5℃/day の復温期のように，復温を緩徐にすることで ICP の反跳的上昇を予防するのが一般的です．

■ 6．第 6 段階：減圧開頭術

減圧開頭術は頭部外傷や脳梗塞，くも膜下出血などの ICP 上昇に対して内科的治療に効果が乏しい場合選択されます．小児では頭部外傷における早期両側前頭部減圧開頭の有効性が検討されその生命・機能転帰への有効性が示されました[19]．一方，2011 年に報告された DECRA study ではびまん性脳損傷に対する両側前頭開頭術の有効性が否定された結果となりま

[*5] 血清ナトリウム濃度を急速に補正することで生じるといわれている．その発症メカニズムは未だ不明であるが，低ナトリウム血症の急激な補正によって生じる病変と考えられており，高張食塩水を使用する際，低ナトリウム血症から急激な血清ナトリウムの上昇をきたさないよう注意が必要である．臨床症状は意識障害，四肢麻痺，仮性球麻痺などで重度の後遺症を残す．

した[20]. ゆえに，びまん性脳損傷に対する両側減圧開頭術は推奨されていません. 一方，近年 RESCUEicp トライアルが終了し，ICP 高値に対しての片側減圧開頭術で生命転帰の有意な改善を認めています[21]. しかしながら，機能転帰については依然その改善は得られておらず，今後の課題となっています.

■ 7. 第 7 段階：バルビツレート療法

バルビツレート療法は神経保護作用と ICP 低下作用を併せ持つ治療法として普及しています. 内科的・外科的治療法に反応しない ICP コントロール困難例の最終手段として大量バルビツレート療法が推奨されていますが[1]. 脳波における burst suppression を指標とした予防的バルビツレート療法は推奨されていません[1]. バルビツレート大量療法の合併症は全身血管抵抗の低下および心筋抑制に伴う低血圧，肺炎などであり，**特に低血圧に伴う CPP 低下に注意を払う必要**があります. 以下に具体的使用法を記します.

ペントバルビタール：ローディング 10 mg/kg を 30 分以上かけて投与し，その後維持として 5 mg/kg/h を 3 時間，さらに 1〜3 mg/kg/h へと減量します.

おわりに

この稿では ICP 測定法と ICP 亢進への対処法につき解説しました. 現時点では依然エビデンスが不明の点も多く，evidence based の治療として定まっていないものも多く含まれます. 初期治療から手術，そして術後管理へとシームレスにつながる神経集中治療のために大切なことは，医療チーム全員が，この一連の治療の流れを理解・共有し，十分意思疎通を図ることであると思っています.

[文　献]

1）Carney N, Totten AM, O'Reilly C et al：Guidelines for the Management of Severe Traumatic Brain Injury, Fourth Edition. Neurosurgery 80：6-15, 2017

2）日本脳神経外科学会，日本脳神経外傷学会監，重症頭部外傷治療・管理のガイドライン作成委員会 編："重症頭部外傷治療・管理のガイドライン，第 3 版" 医学書院，2013

3）Brain Trauma Foundation；American Association of Neurological Surgeons；Congress of Neurological Surgeons：Guidelines for the management of severe traumatic brain injury. J Neurotrauma 24（suppl 1）：S1-S106, 2007

4）Smith WS, Weingart S：Emergency neurological life support（ENLS）：What to do in the first hour of a neurological emergency. Neurocrit Care 17（suppl 1）：S1-S3, 2012

5）Stevens RD, Huff JS, Duckworth J et al：Emergency neurological life support：Intracranial hypertension and herniation. Neurocrit Care 17（suppl 1）：S60-S65, 2012

6）Lee JH, Kelly DF, Oertel M et al：Carbon dioxide reactivity, pressure autoregulation, and metabolic suppression reactivity after head injury：A transcranial doppler study. J Neurosurg 95：222-232, 2001

7）Bullock MR, Chesnut R, Ghajar J et al：Surgical management of acute subdural hematomas. Neurosurgery 58：S16-S24, 2006

8）Maas AI, Dearden M, Servadei F et al：Current recommendations for neurotrauma. Curr Opin Crit Care 6：281-292, 2000

9）Bullock MR, Chesnut R, Ghajar J et al：Surgical management of traumatic parenchymal lesions. Neurosurgery 58：S25-S46, 2006

10）Bullock MR, Chesnut R, Ghajar J et al：Surgical management of posterior fossa mass lesions. Neurosurgery 58：S47-S55, 2006

11）Bullock MR, Chesnut R, Ghajar J et al：Surgical management of depressed cranial fractures. Neurosurgery 58：S56-S60, 2006

12）Bullock MR, Chesnut R, Ghajar J et al：Surgical management of acute epidural hematomas. Neurosurgery 58：S7-S15, 2006

13）Kelly DF, Goodale DB, Williams J et al：Propofol in the treatment of moderate and severe head injury：A randomized, prospective double-blinded pilot trial. J Neurosurg 90：1042-1052, 1999

14）Knapp JM：Hyperosmolar therapy in the treatment of severe head injury in children：Mannitol and hypertonic saline. AACN Clin Issues 16：199-211, 2005

15）White H, Cook D, Venkatesh B：The use of hypertonic saline for treating intracranial hypertension after traumatic brain injury. Anesth Analg 102：1836-1846, 2006

16）Sakellaridis N, Pavlou E, Karatzas S et al：Comparison of mannitol and hypertonic saline in the treatment of severe brain injuries. J Neurosurg 114：545-548, 2011

17）Ware ML, Nemani VM, Meeker M et al：Effects of 23.4％ sodium chloride solution in reducing intracranial pressure in patients with traumatic brain injury：A preliminary study. Neurosurgery 57：727-736, 2005

18）Clifton GL, Valadka A, Zygun D et al：Very early hypothermia induction in patients with severe brain injury（the national acute brain injury study：Hypothermia ii）：A randomised trial. Lancet Neurol 10：131-139, 2011

19）Taylor A, Butt W, Rosenfeld J et al：A randomized trial of very early decompressive craniectomy in children with traumatic brain injury and sustained intracranial hypertension. Childs Nerv Syst 17：154-162, 2001

20）Cooper DJ, Rosenfeld JV, Murray L et al：Decompressive craniectomy in diffuse traumatic brain injury. N Engl J Med 364：1493-1502, 2011

21）Hutchinson PJ, Kolias AG, Timofeev IS et al；RESCUEicp Trial Collaborators：Trial of decompressive craniectomy for traumatic intracranial hypertension. N Engl J Med 375：1119-1130, 2016

22）Schwartz ML, Tator CH, Rowed DW et al：The university of Toronto head injury treatment study：A prospective, randomized comparison of pentobarbital and mannitol. Can J Neurol Sci 11：434-440, 1984

23）Ward JD, Becker DP, Miller JD et al：Failure of prophylactic barbiturate coma in the treatment of severe head injury. J Neurosurg 62：383-388, 1985

24）Eisenberg HM, Frankowski RF, Contant CF et al：High-dose barbiturate control of elevated intracranial pressure in patients with severe head injury. J Neurosurg 69：15-23, 1988

好評発売中

救急・集中治療
Vol 29 No 11・12 2017

エキスパートに学ぶ
輸液管理のすべて

特集編集　鈴木　武志

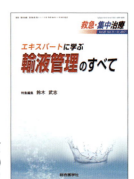

B5判／本文172頁
定価（本体4,600円＋税）
ISBN978-4-88378-553-7

目　次

- ●Introduction
  - ・輸液管理とは何か？
    ―輸液管理に必要な基礎知識―
- ●Guidelines Now―海外と日本のガイドラインの現況―
  - ・輸液管理に関する国内外のガイドライン

ビギナーズ編
- ●Case study
  - ・Case 1：下部消化管穿孔，急性腎障害（AKI）
  - ・Case 2：急性膵炎
- ●Q & A
  - ・輸液製剤の種類・特徴・選択・高カロリー輸液
  - ・酸塩基平衡異常，電解質異常
  - ・敗血症性ショック患者の輸液管理
  - ・重症急性膵炎患者の輸液管理
  - ・広範囲熱傷患者の輸液管理
  - ・多発外傷による出血性ショック患者の輸液管理
  - ・心原性ショック患者の輸液管理
- ・急性呼吸促迫症候群（ARDS）の輸液管理
- ・心臓外科術後患者の輸液管理
- ・肝移植術後における体液balanceに着目した術後管理

アドバンス編
―重症患者の輸液管理をワンランクアップさせるために―
- ・小児脱水患者の輸液管理
- ・心肺停止蘇生中および蘇生後の輸液管理
- ・重症患者の輸液管理にはどの製剤を用いるべきか？
- ・非制限的と制限的輸液管理はどちらが良いのか？ 目標指向型輸液管理とは何か？
- ・急性腎障害（AKI）患者の輸液管理
- ・重症患者に対する輸血療法のタイミング

トピックス編―その常識は正しいか？―
- ・経静脈栄養は悪である
  ―その常識は正しいか？―
- ・代用血漿製剤は悪である
  ―その常識は正しいか？―

総合医学社
〒101-0061　東京都千代田区神田三崎町1-1-4
TEL 03(3219)2920　FAX 03(3219)0410　http://www.sogo-igaku.co.jp

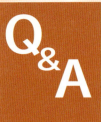

特集 エキスパートに学ぶ神経集中治療

ベーシック編

脳神経ドプラ法による脳血流速度測定方法，特にくも膜下出血における脳 vasospasm の評価方法

東京ベイ浦安市川医療センター 救急集中治療科 藤本佳久，則末泰博

Key words TC-CFI, TCD, TCCS, くも膜下出血, vasospasm

point

- 脳神経ドプラ（TC-CFI）は臨床への導入が容易かつ有用な手技である．
- くも膜下出血後の血管攣縮（vasospasm）のモニターをはじめ，頭蓋内圧亢進などさまざまな脳神経疾患において利用可能である．
- 中大脳動脈の平均血流速度が 120 ないし 200 cm/sec 以上で vasospasm を疑う．
- TC-CFI だけでなく他の所見も含め総合的にアセスメントを行う．

はじめに

　意識障害のある症例において神経所見を十分に評価することは困難です．脳神経疾患の ICU 入室患者で評価できる所見は GCS や FOUR score，瞳孔，Cushing's reflex，呼吸パターン，脳神経反射などに限られる場合が少なくありませんが，これらでの異常所見は非特異的であり，脳神経障害が進行して初めて生じることもまれではありません．

　CT，MRI，血管造影などは臨床において得られる情報が多く極めて有用ですが，移動のリスクや放射線への曝露があり[1,2]，侵襲的な検査であるため[3,4]，日々のモニタリングには不向きです．

　本稿で紹介する transcranial color flow imaging（TC-CFI）はベッドサイドで簡単に行うことができる非侵襲的な評価であり，**不可逆的な脳神経障害が生じる前に異常所見を認識できる**ことが多いため，是非習得のうえ，日常臨床において大いに活用していただきたい手技です．

Q transcranial Doppler ultrasonography (TCD), transcranial color flow imaging (TC-CFI), transcranial color-coded duplex sonography (TCCS) の違いは何ですか？

A TCD，TC-CFI または TCCS の呼称は混同されて使用されることがあります．しかし，TC-CFI と TCCS が同一のものを表すのに対し，TCD は異なる手技です．TCD は脳血管の血流速度をパルス波から専用プローベを用いて計測する技術であり，カラードプラが開発される以前から施行されていました．血管の走行を描出することはできず，術者が頭蓋内の血管の走行をイメージしながら，いわば盲目的に対象とする血管の流速を測定する技術です．TC-CFI または TCCS（以後は TC-CFI に統一する）は経胸壁心エコーと同様のエコー機器とプローベを用いてパルスドプラでの血流速度だけでなく，カラードプラと B モードで脳血管と脳組織の描出が可能です．本稿では初学者でも測定が容易で，血管のイメージがわかりやすく，神経集中治療領域ではより有用と思われる TC-CFI に統一して説明します．過去に発表された経頭蓋ドプラの研究は TCD で行われたものが多いですが，血流速度の計測という点においては TC-CFI も同様であるため，TCD で集積されたデータやエビデンスはそのまま TC-CFI に応用が可能です．

Q TC-CFI でのエコー描出と計測はどのように施行するのですか？

A 頭蓋骨は音響インピーダンスが高く超音波が通過しにくいため 2MHz 前後の低周波数を用いて評価します．エコー機器とプローベは経胸壁心エコーと同様のものを使用します．**プリセットを心エコーの"cardiac" から経頭蓋ドプラのものに変更する必要があり"TC-CFI (TCD)" などの名称で設定されています**．多くのエコー機種で "TC-CFI (TCD)" のプリセットがありますが，なければエコー機器の業者に依頼し，設定する必要があります．

　患者を仰臥位とし，セクタプローベの B モードを使用し**側頭骨ウインド（こめかみと耳朶上部の間）（図 1）から反対側の側頭骨**を描出し，これによって超音波が頭蓋骨を通過していることを確認します．さらにプローベをわずかに上下させながら横向きの**ハートマーク様の中脳**を描出します（図 2）．中脳の腹側からエコーに向かってくる**赤い血流が中大脳動脈**としてカラーモードで描出されるため，そこに**パルスドプラ**を合わせて中大脳動脈の血流速度を評価します（図 3）．日々のトレンドを追うことで得られる情報も多いためエコー画像を保存しておくのみでなく，描出できた部位や深度，血流速度をカルテ記載しておくと有用な情報となります．

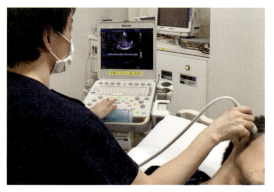

図1 ベッドサイドでのTC-CFIの様子
仰臥位で側頭骨ウインド（こめかみと耳朶上部の間）にプローブを当てる．

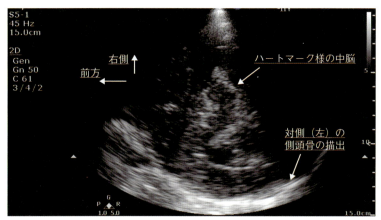

図2 右側頭骨ウインドからの対側側頭骨と中脳の描出
これらが描出できることで超音波が頭蓋骨を通過していることを確認する．中脳の腹側にWillis動脈輪が描出できるのでイメージしながらカラーモードにする．

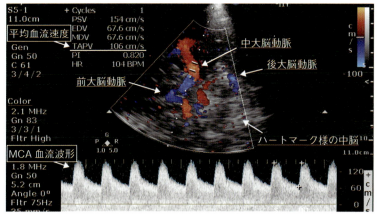

図3 中大脳動脈平均血流速度MCA-MFVの測定
カラーモードでMCAを描出した後にパルスドプラで測定を行う．
中大脳動脈が描出できるのみにとどまる症例も多い．

Q どのような症例で利用できますか？

A　1982 年に Aaslid らが transcranial Doppler（TCD）を初めて紹介して以降，非侵襲的に脳内血流と血流速度を計測できるという明らかな利便性から，神経内科医，脳神経外科医，集中治療医に多く利用されてきました[5]．超音波技術は日々進歩しており，頭蓋内の病態を評価するのにパルスドプラを用いて脳血流を評価するにとどまっていた TCD から，脳内循環や脳実質を two-dimensional images（2D）を用いて TC-CFI で評価できるようになり，経頭蓋ドプラ法はその用途を広げてきました．これまでに多くの研究でさまざまな病態への TC-CFI の有用性が報告されています（表 1）．特に脳動脈瘤性くも膜下出血（aneurysmal subarachnoid hemorrhage：aSAH）後の vasospasm で利用され[6]，AHA/ASA の aSAH ガイドラインにおいても「経頭蓋ドプラ法は動脈攣縮発現のモニタリングに妥当な検査方法である（Class IIa，Level of Evidence B）」として推奨されています[7]．その他，ICP 上昇のスクリーニング[8]やそれに伴う脳血流波形から脳循環低下の評価にも使用されており[9,10]，ベッドサイドで緊急の mass effect や midline shift の評価も文献上は可能であるとされます[11]．

　臨床においてベッドサイドで行う超音波での評価は point-of-care ultrasonography（POCUS）とよばれており，迅速にいつでも施行でき，再現性があり，一定のトレーニングで習得が可能で，非侵襲的であるため，ICU だけでなく一般病棟でもモニタリングとして頻用されています．これまでに心エコーや腹部エコー，肺/胸腔エコー，血管穿刺時にポータブルエコーを用いた POCUS が取り上げられてきましたが，近年まで TC-CFI が注目されることはありませんでした．**脳神経領域においては特に繰**

表 1　transcranial ultrasonography and Doppler（TC-CFI）を指標にし得る病態

病態
・ミッドラインシフト
・脳血管攣縮（くも膜下出血後）
・頭蓋内圧
・脳循環停止（脳死）
・脳血管狭窄
・血管閉塞/脳梗塞
・微小塞栓症
・心腔右左シャント（paradoxical emboli）
・鎌状赤血球症
・頭蓋内出血の診断とモニタリング
・脳血管の自動調節能
・動静脈奇形
・失神と体位性めまい

（文献 10 を参照して作成）

返し画像診断が必要となるため，頭部 CT に POCUS を組合せることでより優れたモニタリングが可能になります．Vincent らはベッドサイド TC–CFI がより有用である病態として，ミッドラインシフト，aSAH 後の脳 vasospasm，頭蓋内圧亢進，脳循環停止の予後判定を挙げ，臨床において TC–CFI が指標のひとつとして大いに役立つため習得すべきであると紹介しています[10]．

　本稿では，臨床で TC–CFI の有用性が指摘されている病態の中で，特にエビデンスや文献の多い aSAH 後の脳 vasospasm のモニタリングについて以下で紹介します．TC–CFI にフォーカスを当てているため，他稿のくも膜下出血症例での典型的な臨床経過（p497 参照）と合わせて参考にして下さい．

症　例

　58 歳男性，突然発症の頭痛と意識消失があり，家族により救急要請され搬送．来院時の意識レベルは傾眠であり，Glasgow Come Scale で 13 点（E3V4M6），明らかな局所神経症状はなかった．頭部 CT で右前交通動脈瘤からびまん性に広がるくも膜下出血の診断となった（Hunt & Hess 分類 GradeⅢ，WFNS 分類 GradeⅡ，Fisher 分類 GradeⅡ）．

　脳神経外科により coiling が施行され ICU 帰室し，翌日の CT を確認後に抜管された．我が国では delayed cerebral ischemia（DCI）の予防に効果が示されているニモジピンが承認されていないため，代用としてニカルジピン持続投与とファスジルの投与を行い，毎日 TC–CFI でモニタリングを行う方針となった．

くも膜下出血（aSAH）症例で TC–CFI を行う意義を教えてください

　aSAH 発症後の 25〜30％程度で遅発性脳虚血（delayed cerebral ischemia：DCI）が生じるとされています[12〜14]．DCI とは aSAH 発症 72 時間後から 2 週間の間に生じる脳虚血のことで，従来原因として考えられていた脳 vasospasm だけでなく，微小血栓形成（microthrombosis），微小血管収縮（microcirculation），広範囲脳皮質脱分極（cortical spreading depression）などの多因子が複雑に関与して生じるとされています[13]．SAH 後の vasospasm は DCI や神経学的予後や死亡率に大きく関与し，DCI がいったん生じると死亡率は 15〜20％に及ぶとされています[15,16]．

　aSAH 後の周術期管理において DCI 予防と早期診断が重要となりますが，脳血管，特に中大脳動脈での vasospasm を TC–CFI の平均血流速度の増加として捉えられることが報告され，そのモニタリングに利用されています[5,17,18]．米国神経集中治療学会のガイドライン[7,19]でも推奨されてお

り，不可逆的な脳虚血を減らしアウトカムをよりよくすることが期待されます．

どんなタイミングで TC-CFI を行えばよいですか？

まず ICU 入室後の DCI 期に入る前に baseline を測定しておきます．症例ごとの脳血管走行の把握やもともと動脈狭窄などで血流速度が速くなっていないかを評価しておき，vasospasm を疑った際に比較できるようにしておくことが肝心です[12]．当院（東京ベイ浦安市川医療センター）では，DCI の高リスク症例に対しては少なくとも朝回診と夕回診前に担当医が施行し回診で情報共有を行っています．TC-CFI を含めた脳神経所見のモニタリングの頻度を考慮する際には，DCI 発生リスクの層別化が役立ちます．診断時の頭部 CT 所見から DCI の発生を予測することができると提唱した Fisher によって作成された Fisher 分類があり参考にすることができます[20, 21]．

実臨床において TC-CFI も脳神経所見と同様に日々の評価項目としてフォローし，意識変容や神経異常所見から DCI が鑑別に挙がった際にも評価します．いったん TC-CFI で DCI の可能性が高いと判断されれば，神経学的所見を再評価しモニタリング頻度を増やし，さらに疑われれば脳神経外科に連絡し，内科的な脳循環の促進，頭部 CT，血管造影，そして血管内治療などの介入につなげていきます[13]．

症例のつづき

発症5日目，朝よりやや傾眠傾向であった（昨日まで意識レベルは GCS E4V4M6 であったが，GCS E3V3M6 と低下している）．明らかな麻痺はなく，意識レベル低下以外に神経学的所見は認めなかった．ベッドサイドで POCUS TC-CFI を施行すると，右中大脳動脈の平均血流速度が 180cm/sec で（前日は 80cm/sec），右内頚動脈の平均血流速度との比が6であり，DCI/vasospasm が生じていることが疑われた．

緊急で頭部 CT を施行するも，明らかな水頭症はなくその他新たな所見は認めず，CT-angiogram で右中大脳動脈領域に中等度の vasospasm が認められた．細胞外液のボーラス投与と昇圧療法でやや改善を認めたが，脳神経外科医により緊急脳血管造影が施行され血管拡張薬動注療法が行われた．

TC-CFI での脳血流平均速度の正常値は？ また DCI/vasospasm を疑うカットオフ値はありますか？

 正常血流波形は鋭い収縮期波形と段階的に漸減する拡張期波形で形成されます（図3）．中大脳動脈の平均血流速度（middle cerebral artery-mean flow velocity：MCA-MFV）は図3の **time average peak velocity（TAPV）** として表示され，**正常であれば80cm/s以下とされて** います（**表2**）[12]．

DCI/spasm診断に関しては，中大脳動脈でのvasospasmについてシステマティックレビューが行われており，MCA-MFV＞120cm/sでangiographic vasospasm（＞25％の攣縮）に対して感度67％（95％CI 48〜87），特異度99％（95％CI 98〜100），陽性的中率97％（95％CI 95〜98），陰性的中率78％（95％CI 65〜91）という結果でした[18, 19]．またVoraらは後ろ向き試験において，MCA-MFV＞120cm/sではangiographic vasospasm（＞33％）に対して感度88％，特異度72％，陰性的中率94％，MFV＞200cm/sでは感度27％，特異度98％，陽性的中率87％と報告しています[22]．これらの研究から**中大脳動脈の平均血流速度において120，200cm/sというカットオフ**が用いられており，増加に伴いvasospasmの可能性を疑います（**表3**）[12]．

TC-CFIの経時的変化からvasospasmを疑うことを示す研究もいくつかあり，DCI/spasm期において**24時間以内の20％以上，もしくは21〜65cm/sec以上の増加**が疑う所見とされています[23〜26]．しかし，TC-CFIは後述するようにさまざまな要因によって影響を受けるため，日々ベッドサイドで神経所見とともにモニタリングし，経時的に評価することが重要です（**表4**）．高心拍出量状態（hyperdynamic state）でも脳血流速度の増加を認めるため，その鑑別のために頸部から測定した頭蓋外内頸動脈（extracranial ICA）の平均血流速度との比で示した **Lindegaard ratio（LR）** が利用されます．LR＝MCA-MFV/extracranial ICA-MFVで示され，一般的に中大脳動脈の血流速度が内頸動脈の3倍以上を示した場合，つまり

表2　脳血管の年齢ごとの正常平均血流速度（単位：cm/s）

脳血管	20〜40歳	40〜60歳	60歳以上
前大脳動脈	56〜60	53〜61	44〜51
中大脳動脈	74〜81	72〜73	58〜59
後大脳動脈	48〜57	41〜56	37〜47
椎骨動脈	37〜51	29〜50	30〜37
脳底動脈	39〜58	27〜56	29〜47

（文献12を参照して作成）

表3　TC-CFIでMCAでのvasospasmを疑う所見

MCA or ICA vasospasm	MFV（cm/s）	LR*
正常	＜80	＜3
mild（＜25％）	120〜149	3〜6
moderate（25〜50％）	150〜199	3〜6
severe（＞50％）	＞200	＞6

＊Lindeggard ratio＝MCA-MFV/extracranial ICA-MFV　　　（文献12を参照して作成）

表4 TC-CFIの血流速度に影響を与える病態生理

増加傾向となるもの		
・hyperemia		
・発熱，高心拍出，高血圧	年齢	若年
・脳血管攣縮	女性	
・脳血管狭窄（アテローム血栓症など）	貧血	
・高二酸化炭素血症		
・細菌性髄膜炎		
・子癇前		

低下傾向となるもの		
・頭蓋内圧亢進		
・脳灌流圧減少	年齢	高齢
・脳循環停止	男性	
・低二酸化炭素血症	妊娠	
・低体温		
・血流速度測定時の不適切な角度補正		

（文献29を参照して作成）

頭蓋内血管で内頸動脈よりも比較的大きな血流加速が生じていた場合にhyperdynamic stateではなくvasospasmである可能性をより疑い，6倍以上の血流速度を示した場合には重度のvasospasmを疑います（表3）[27]．

Q 脳神経ドプラ法のlimitationはありますか？

POCUS TC-CFIはベッドサイドでの心エコーのように日常臨床で使用すること自体がトレーニングとなり容易に使いこなせるようになりますが，描出できた血管の同定や計測値の精度を上げるためにはやはりある程度の経験は必要になります[28]．

二次性脳損傷を防ぐうえで脳灌流の維持が重要となりますが，**TC-CFIは脳灌流を直接評価するわけではなく脳血流速度から間接的に評価しているということに注意しなければなりません**．したがって，その解釈の際には心臓の高拍出状態や高血圧，呼吸状態，血管の性状といったさまざまな因子から影響を受けることを考慮に入れる必要があります（表4）[29]．

また，そもそも脳血管を描出できない症例も少なくなく，**加齢に伴い検出率は低下し特に高齢女性で難しい場合が多い**とされます．TCDでの超音波の側頭骨通過性を本邦成人423例について検討した報告では，検出率は全体で71%（299/423），男性は84%（206/244），女性は52%（93/179）であり，女性の方が検出率が低い結果でした（$p<0.05$）．年齢別では，50歳未満で91%（55/58），50歳代で74%（63/85），60歳代で66%（85/128），70歳代で67%（83/124），80歳以上で46%（13/28）と加齢に伴い低下することが報告されています（$p<0.05$）[30]．

aSAH では，DCI は脳動脈瘤があった血管領域以外や，当然のことながら中大脳動脈ではなく前大脳動脈や後大脳動脈においても生じる可能性があります．これらについても TC-CFI である程度の評価は可能とされますが，いずれの血管においても中大脳動脈以外では診断精度が低い報告となっています[18,31]．臨床では TC-CFI だけでは DCI を検出できない場合も多いということを知っていることが重要です．

　TC-CFI は上記のような limitation はあるものの，病態によってガイドラインやエキスパートオピニオンで推奨されており[7,19,32]，臨床において有用な情報であることは間違いなく，臨床医は施行でき，かつ評価できるべきです．しかしその解釈において **TC-CFI の所見を単独で用いるのではなく，疾患の phase を意識したうえで，TC-CFI 所見の経時的な変化，神経学的所見，他のモニタリングと合わせた multimodality monitoring の指標のひとつとして使用する**ことがポイントとなります[29]．

おわりに

　本稿で紹介した TC-CFI は，特に意識障害があり十分に神経所見を評価できない症例において特に有用であり，簡単かつ非侵襲的にベッドサイドで脳血流をモニタリングすることができる手技です．当院では TC-CFI をモニタリング項目のひとつとして用いており脳神経外科と情報共有しています．症例提示では文献の多い aSAH についてフォーカスを当てましたが，同様の計測で他の病態に応用できるので，大いに活用して行っていただきたいです．本稿が診療に TC-CFI を取り入れる一助となれば幸いです．

[文　献]

1) Bekar A, Ipekoglu Z, Tureyen K et al：Secondary insults during intrahospital transport of neurosurgical intensive care patients. Neurosurg Rev 21：98-101, 1998

2) Kaups KL, Davis JW, Parks SN：Routinely repeated computed tomography after blunt head trauma：does it benefit patients? J Trauma 56：475-480, 2004

3) The Brain Trauma Foundation. The American Association of Neurological Surgeons. The Joint Section on Neurotrauma and Critical Care. Indications for intracranial pressure monitoring. J Neurotrauma 17：479-491, 2000

4) The Brain Trauma Foundation. The American Association of Neurological Surgeons. The Joint Section on Neurotrauma and Critical Care. Guidelines for cerebral perfusion pressure. J Neurotrauma 17：507-511, 2000

5) Aaslid R, Markwalder TM, Nornes H：Noninvasive transcranial Doppler ultrasound recording of flow velocity in basal cerebral arteries. J Neurosurg 57：769-774, 1982

6) Rigamonti A, Ackery A, Baker AJ：Transcranial Doppler monitoring in subarachnoid hemorrhage：a critical tool in critical care. Can J Anaesth 55：112-123, 2008

7) Connolly ES Jr, Rabinstein AA, Carhuapoma JR et al；American Heart Association Stroke Council；Council on Cardiovascular Radiology and Intervention；Council on Cardiovascular Nursing；Council on Cardiovascular Surgery and Anesthesia；Council on Clinical Cardiology：Guidelines for the management of aneurysmal subarachnoid hemorrhage：a guideline for healthcare professionals from the American

Heart Association/American Stroke Association. Stroke 43 : 1711-1737, 2012

8) Bellner J, Romner B, Reinstrup P et al : Transcranial Doppler sonography pulsatility index（PI）reflects intracranial pressure（ICP）. Surg Neurol 62 : 45-51, 2004

9) Ducrocq X, Braun M, Debouverie M et al : Brain death and transcranial Doppler : experience in 130 cases of brain dead patients. J Neurol Sci 160 : 41-46, 1998

10) Lau VI, Arntfield RT : Point-of-care transcranial Doppler by intensivists. Crit Ultrasound J 9 : 21, 2017

11) Gerriets T, Stolz E, König S et al : Sonographic monitoring of midline shift in space-occupying stroke : an early outcome predictor. Stroke 32 : 442-447, 2001

12) D'Andrea A, Conte M, Cavallaro M et al : Transcranial Doppler ultrasonography : From methodology to major clinical applications. World J Cardiol 8 : 383-400, 2016

13) de Oliveira Manoel AL, Goffi A, Marotta TR et al : The critical care management of poor-grade subarachnoid haemorrhage. Crit Care 20 : 21, 2016

14) Roos YB, de Haan RJ, Beenen LF et al : Complications and outcome in patients with aneurysmal subarachnoid haemorrhage : a prospective hospital based cohort study in the Netherlands. J Neurol Neurosurg Psychiatry 68 : 337-341, 2000

15) Macdonald RL, Schweizer TA : Spontaneous subarachnoid haemorrhage. Lancet 389 : 655-666, 2017

16) Mascia L, Fedorko L, terBrugge K et al : The accuracy of transcranial Doppler to detect vasospasm in patients with aneurysmal subarachnoid hemorrhage. Intensive Care Med 29 : 1088-1094, 2003

17) Krejza J, Kochanowicz J, Mariak Z et al : Middle cerebral artery spasm after subarachnoid hemorrhage : detection with transcranial color-coded duplex US. Radiology 236 : 621-629, 2005

18) Lysakowski C, Walder B, Costanza MC et al : Transcranial Doppler versus angiography in patients with vasospasm due to a ruptured cerebral aneurysm : A systematic review. Stroke 32 : 2292-2298, 2001

19) Diringer MN, Bleck TP, Claude Hemphill J 3rd et al ; Neurocritical Care Society : Critical care management of patients following aneurysmal subarachnoid hemorrhage : recommendations from the Neurocritical Care Society's Multidisciplinary Consensus Conference. Neurocrit Care 15 : 211-240, 2011

20) Fisher CM, Kistler JP, Davis JM : Relation of cerebral vasospasm to subarachnoid hemorrhage visualized by computerized tomographic scanning. Neurosurgery 6 : 1-9, 1980

21) Frontera JA, Claassen J, Schmidt JM et al : Prediction of symptomatic vasospasm after subarachnoid hemorrhage : the modified fisher scale. Neurosurgery 59 : 21-27, 2006

22) Vora YY, Suarez-Almazor M, Steinke DE et al : Role of transcranial Doppler monitoring in the diagnosis of cerebral vasospasm after subarachnoid hemorrhage. Neurosurgery 44 : 1237-1247, 1999

23) Toi H, Matsumoto N, Yokosuka K et al : Prediction of cerebral vasospasm using early stage transcranial Doppler. Neurol Med Chir（Tokyo）53 : 396-402, 2013

24) Muñoz-Sanchez MA, Murillo-Cabezas F, Egea-Guerrero JJ et al : ［Emergency transcranial doppler ultrasound : predictive value for the development of symptomatic vasospasm in spontaneous subarachnoid hemorrhage in patients in good neurological condition］. Med Intensiva 36 : 611-618, 2012

25) Sloan MA, Alexandrov AV, Tegeler CH et al ; Therapeutics and Technology Assessment Subcommittee of the American Academy of Neurology : Assessment : transcranial Doppler ultrasonography : report of the Therapeutics and Technology Assessment Subcommittee of the American Academy of Neurology. Neurology 62 : 1468-1481, 2004

26) Tsivgoulis G, Alexandrov AV, Sloan MA : Advances in transcranial Doppler ultrasonography. Curr Neurol Neurosci Rep 9 : 46-54, 2009

27) Lindegaard KF, Nornes H, Bakke SJ et al : Cerebral vasospasm diagnosis by means of angiography and blood velocity measurements. Acta Neurochir（Wien）100 : 12-24, 1989

28) Topcuoglu MA : Transcranial Doppler ultrasound in neurovascular diseases : diagnostic and therapeutic aspects. J Neurochem 123（suppl 2）: 39-51, 2012

29) Blanco P, Abdo-Cuza A : Transcranial Doppler ultrasound in the ICU : it is not all sunshine and rainbows.

Crit Ultrasound J 10：2, 2018
30) 橋本弘行，恵谷秀紀，中真砂士 他：経頭蓋超音波ドプラ法の側頭骨通過性（側頭骨を介する頭蓋内主要血管血流信号検出率）に関する検討―加齢及び性差の超音波側頭骨通過性に及ぼす影響―．日老医誌 29：119-122, 1992
31) Naqvi J, Yap KH, Ahmad G et al：Transcranial Doppler ultrasound：a review of the physical principles and major applications in critical care. Int J Vasc Med 2013：629378, 2013
32) Alexandrov AV, Sloan MA, Tegeler CH et al；American Society of Neuroimaging Practice Guidelines Committee：Practice standards for transcranial Doppler（TCD）ultrasound. Part II. Clinical indications and expected outcomes. J Neuroimaging 22：215-224, 2012

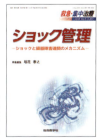

特集 エキスパートに学ぶ神経集中治療

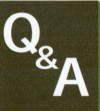

脳波判読のプロフェッショナルになるために

TMGあさか医療センター 脳卒中・てんかんセンター　久保田有一(くぼたゆういち)

Key words デジタル脳波計, 誘導, 基礎律動, 異常脳波

point
- デジタル脳波計を使いこなす.
- 脳波の速読に慣れる.
- アーチファクトを上手に除外する.

はじめに

　神経集中治療の分野において，脳モニタリングの一つとして近年持続脳波モニタリングの需要が高まってきました．しかし，脳波は慣れていないと判読が難しく，ときに波形を間違って判断してしまう危険性もあります．脳波の判読を難しくしていた理由の一つは紙での出力でした．紙出力の脳波を判読するのは，大変難しく診断も十分にできないといったことがあり，これが脳波嫌いの医師を増やしてしまった要因の一つでした．しかし現在デジタル脳波計が普及し，これによる脳波判読のしやすさ，正確さ，スピードが格段に上がりました．そのため現在デジタル脳波計を用いて判読すれば，初心者でも比較的抵抗なく脳波判読を始められます．しかし，いきなり脳波知識ゼロから脳波を読むことは無理です．脳波判読の上達の道は，経験者と一緒に判読すること，これが一番の脳波判読プロフェッショナルへの近道ですが，身近にそのような脳波判読のプロがいるような環境もそうはありません．今回の脳波：アドバンス編においては，身近に脳波判読者がいない読者のため，わかりやすく，かつ正しく判読できるよう紹介します．

Q 脳波測定のポイントを教えてください

A
- 1：一度は検査技師の測定に立ち会いましょう
- 2：きれいな脳波を出す工夫をします

　脳波電極の装着，そして測定を実際見たことのある読者はどのくらい

るでしょうか？　多忙な集中治療医は電極の装着や測定に立ち会う時間などないかもしれませんが，一度は，検査技師がどのように脳波を測定しているか自ら立ち会う必要があります．そうすることで，電極の位置や電極がどのように頭皮についているのか，インピーダンスの意義，モンタージュの意味などがわかると思います．脳波装着の実際を図1に示します．

さて神経集中治療では，多くがICUにて脳波測定を行います．脳波は脳の微弱な電気信号をとらえています．そのためさまざまな機器の電気的影響を受けるため，よりよい脳波測定の環境を整えることが，きれいな脳波を見るためにも重要です．特にICUにはエコー・人工呼吸器・輸液ポンプといったさまざまなME機器があるため，それらの影響をかなり受けやすいです．脳波を測定するには，脳波計をそれらME機器よりできる限り離しておくとよいでしょう．当院では，頭部周辺にさまざまな機器があるために患者の足側に設置しています（図2）．また脳波用電極のケーブルをまとめておくとノイズが入りづらいです．通常はペーストと皿電極での測定ですが，神経集中治療の患者では，ときに発汗，発熱していること

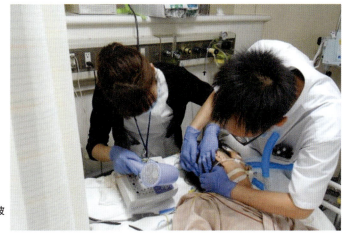

図1　ICUでの脳波装着の実際

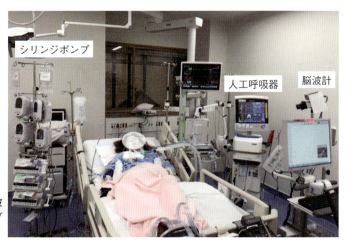

図2　ICUでの脳波モニタリングの例

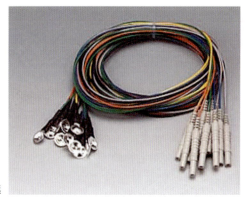

図3 コロジオン電極

があり，電極が外れやすいです．そのためコロジオン電極を用いた測定は安定して長時間にわたり測定が可能です（図3）．

脳波判読の心構えを教えてください

A
- 1：デジタル脳波判読に慣れることを心がけましょう
- 2：フィルタリング，モンタージュに慣れましょう

　現在，多くの施設にデジタル脳波計が導入されています．しかし残念なことに一部の施設ではいまだ紙出力になっています．紙ベースの脳波では脳波判読で限界があるため，是非神経集中治療で判読する場合には，PC端末での判読を推奨します．脳波判読前には，レビューする脳波端末においていくつか設定が必要です．やるべき設定は，誘導・感度・高周波カットフィルター（HF，ローパスフィルター），低周波フィルター（LF，ハイパスフィルター，時定数）の設定が必要です．

　1）誘導（モンタージュ）

　脳波は2点間の電極の相対的な差をみており，それを波形として描出しています．そのため一本の線がどことどこの電極をつなげているものかを確認しなければなりません．これが誘導です．神経集中治療の脳波判読は主に，縦誘導を推奨します（図4）．その理由として，脳解剖に即した誘導だと筆者は考えています．すなわち，脳はシルビウス裂の上下で大きな構造の違いがありますが，この縦誘導ではシルビウス裂上下で分かれた誘導であり，神経集中治療の脳波測定でも有用です．

　2）感度（振幅）

　脳の電位も患者1人1人異なります．通常は10μVでの感度となっていますが，頭蓋骨の厚い男性や，抗てんかん薬服用患者では低電位となります．一方，小児や，開頭術術後では高電位になることもあります．そのため見やすい感度に調整する必要もあります．

　3）フィルタリング

　脳波は，1点の時間においてさまざまな周波数の波形が混在していま

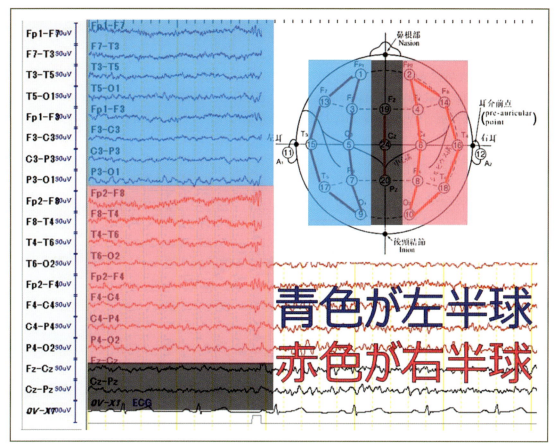

図4 ICUで有用な脳波モニタリングのモンタージュ

す．その周波数の調整を行うのが，フィルタリングという作業です．通常の脳波測定では高周波カットフィルター120Hz，時定数は，0.3sです．ちなみに高周波カットフィルターを下げれば，筋電図の混入が減りより見やすい脳波に，また低周波カットフィルターを上げることにより揺れの少ないより見やすい脳波に変更することができます．筆者らは，高周波フィルターを50Hzに設定，時定数を0.1sに通常設定しています．

 脳波判読の際に注意すべき点は何でしょうか？

 ■ 1：基礎律動・睡眠構造があるか確認します
■ 2：速読で大量の脳波を一度に読むようにします

さて脳波を読む準備ができました．しかし漠然と脳波を読み始めても基礎知識がないと判読にできません．まずは，測定した患者のベースラインの波形を読み取ります．神経集中治療の患者では多くの患者が意識障害を呈しています．そのため一般的に全般性の徐波が多いですが，一部に後頭領域に基礎律動があるか，瘤波・紡錘波といった睡眠構造があるかを確認

します.

　基本的に，基礎律動・睡眠構造の認められる脳波は比較的その後の予後がよいです. しかし，患者の脳波の状態が，睡眠時においても徐波がみられており，これが意識障害のある患者の全般性徐波との鑑別が難しいので，長時間の判読が必要です. 長時間判読することにより，覚醒のフェーズの脳波があるかどうか，また刺激に対する反応があるかどうかなどを判断することにより鑑別は可能です.

　また判読するうえで重要な点として1ページ（10秒）の脳波で決して判断しないことです. 脳波は時間情報を含んでいるため，長く脳波を見れば見るほどその診断の信頼度が上がります. それでは，どのくらいの時間を判読すべきでしょうか？　これについては一定の見解はありませんが，通常のポータブル脳波測定においては，15分から20分が一般的です. また脳波を何のために測定するか，その目的も測定時間を決定するうえで重要です. 非痙攣性のてんかん重積の検出であれば，ある程度長時間の判読が必要です. 1時間で50％，12時間でおよそ80％検出できるといった報告もあります[1].

　また，脳波判読において念頭におくべきこととして，判読して数十分の波形を見てその患者の脳の状態をイメージし，その後長時間判読することより，そのベースラインからの変化をみること，が重要です.

　脳波判読，特にICUの脳波において速読は重要です. デジタル脳波計が登場してからこの点については飛躍的にスピードアップできました. 最速で判読するとなると，現時点で4時間分の脳波を最短1分程度で判読することは可能です（日本光電デジタル脳波計の場合）. 当初からそのスピードで判読する必要はありませんが，少しずつスピードアップしていくとよいでしょう. 判読において，先ほど述べましたが，基本波形を数時間分読み，その印象を頭にやきつけ，そのベースラインからの変化をみるのが望ましいです. 特に周期性発射は，速読でも比較的見つけやすいです.

　最近は，PERSYST®（ミユキ技研）や，その他DSA，CSAなどの定量化脳波もあり，これらを使用することにより視覚的に脳波変化をとらえることが可能になりましたが，アーチファクトも混入するため，やはり最終的な判断は視認による判読は忘れてはなりません.

[文　献]

1) Claassen J, Mayer SA, Kowalski RG et al：Detection of electrographic seizures with continuous EEG monitoring in critically ill patients. Neurology 62：1743-1748, 2004

特集 エキスパートに学ぶ神経集中治療

アドバンス編

Q&A 非痙攣性てんかん重積状態

済生会熊本病院 脳卒中センター・神経内科 松原崇一朗

Key words NCSE, 持続脳波モニタリング, Salzburg consensus criteria

point

▶ NCSE はまれではなく，見逃すことは転帰不良と関連する．

▶ 非中枢神経疾患を含め，数多くの急性期疾患に合併する．

▶ 有用な診断基準として Salzburg consensus criteria が提唱されている．

▶ 疾患ごとの治療も行いながら，持続脳波モニタリングを併用し薬剤調整を行う．

Q 疫学や転帰はどのようにいわれているのでしょうか？

A 非痙攣性てんかん重積（nonconvulsive status epilepticus：NCSE）は疾患名ではなく状態[*1]であり，また NCSE 自体の診断が困難もしくは見過ごされることが多いためか，正確な疫学についてのデータは少ないです．人口ベースでみた場合，てんかん重積（SE）全体では米国やヨーロッパでは年間 6.8～41/100,000 人の発症率といわれていますが，NCSE に相当すると考えられる複雑部分発作性重積状態や欠神発作重積状態や急性脳障害に合併する NCSE などを含めて年間 2～8/100,000 人と認識されており，決してまれな疾患ではありません[1, 2]．そして近年，NCSE は神経専門医だけでなく幅広く認知されてきており，診断方法が確立しつつある現況においては，その頻度は異なってくると思われます．

転帰との関連は原因疾患によって異なり，てんかん関連での NCSE の死亡率は 3％程度といわれていますが，高齢者の急性疾患に伴う NCSE では 50％に達した報告もあります[1]．ICU においては NCSE の発見が遅れることが，死亡や神経学的転帰不良と関連することは知られています[3]．近年の興味深い報告として，救急搬送される院外発症の NCSE は，来院後に「見過ごされる」ことは患者背景や重症度に独立して，SE 発症前の状態まで回復する割合が少ないことと有意に関連していることが示されました[4]．つまり NCSE と早期に診断し，治療介入が遅れないことが転帰悪化

[*1] てんかん重積は発作（seizure）の延長線上にあるものであり，国際抗てんかん連盟（ILAE）は 2015 年にてんかん重積状態を再定義している．詳細はベーシック編：Q&A p537 参照．

を防ぐことを示しているのだと思われます.

Q どのような疾患が原因としてあるのでしょうか？

A NCSE のみならず痙攣性てんかん重積（CSE）はさまざまな疾患が原因となるといわれており[1~5]，約半数はてんかん既往がなく，また頭蓋内疾患（急性期脳卒中や中枢神経感染症，頭部外傷など）だけでなく，さまざまな感染症や代謝性疾患など全身疾患にも多くに合併するといわれています[1~5]．しかし個別の臨床状況でみた場合は各々で異なります.

　診療環境での違いですが，ICU 環境で持続脳波モニタリング（cEEG）[*2] を施行した場合と総合病院全体で報告された場合で，各疾患の NCSE の合併率について**表1**にまとめました．中枢神経疾患では急性期脳卒中（脳梗塞，脳出血，くも膜下出血），頭部外傷，中枢神経感染症（髄膜炎 / 脳炎）があり，全身疾患として蘇生後低酸素脳症や低ナトリウムなど電解質異常や，アルコール性やその他薬剤性を含んだ代謝性中毒性疾患，そして非中枢神経感染症も NCSE を合併しています．もちろん中枢神経疾患での NCSE 合併率が高いのですが，全身疾患での合併率も決して低くはありません.

　疾患ごとの連続例としてみた場合，例として脳出血においては9～28％に NCSE を検出したと報告されています[8~10]．これは cEEG の実施率の違いや変遷している診断基準の違いなどが原因としてあると思われます．一般 ICU での急性期中枢神経疾患を除外した集団（sepsis 60％）で cEEG を施行した報告では，22％に NCSE に相当する脳波異常を認めました[11].

[*2] 実際の装着法などはベーシック編：Q&A p525 参照.

表1　異なる治療環境における疾患ごとの NCSE 合併率

	ICU 持続脳波施行例		総合病院 持続脳波施行例
	Claassen ら （n＝581）	Laccheo ら （n＝170）	Alroughani ら （n＝451）
てんかん関連	20％	39％	5.2％
急性期脳卒中			
急性期脳梗塞	7％	16％	7％
急性期脳出血	9％	27％	19％（外傷含む）
くも膜下出血	13％	13％	NA
硬膜下血腫	NA	27％	NA
脳腫瘍	12％	12％	4.8％
髄膜炎/脳炎	17％	66％（n＝1/3）	4.8％
低酸素脳症	12％	NA	38％
頭部外傷	8％	20％（n＝1/5）	NA
中毒性-代謝性脳症	8％	NA	NA
敗血症	11％	NA	4.8％

NA：not applicable

（文献 5～7 を参照して作成）

またCSE後については比較的頻度が高いとされており，NCSEには14〜48%に合併すると報告されています[12,13]．報告ごとに診断基準が一定しておりませんが，NCSEは決してまれな合併症ではなく，またいずれの報告においても死亡や神経学的転帰不良と関連していました．

Q 診断はどのように行うのでしょうか？

A これまで定義や診断基準が変遷しており，現在も十分に定まったとはいえません．ただし基本的には臨床所見と脳波所見の組合せで診断するため，確定診断には国際10-20法での脳波検査が必須となります．

一つの有用なNCSEの診断基準として2013年にSalzburgで行われた国際会議において，いわゆるSalzburg consensus criteriaが提唱されました（Salzburg Consensus Criteria for Non-Convulsive Status Epilepticus：SCNC）[14]．またその前年には救急/集中治療領域における脳波所見が米国臨床神経生理学会（ACNS）によって定義され，用語の統一化が図られていました（ACNS terminology[*3]）[15]．なおSCNCについては，検者間の診断一致率が高く（κ値0.87），診断精度も高いことがValidation cohortで検証されました（感度97.7%，特異度89.6%）[16]．そして2015年にSCNCにACNS terminologyを加味したmodified Salzburg consensus criteria（mSCNC）が提唱されました（表2）[17]．mSCNCではSCNCの偽陽性率を大幅に減らすとされています．筆者らは本診断基準を用いて急性期脳出血におけるNCSEの特徴を報告しました[10]．

今後も診断基準については変わっていく可能性がありますが，臨床研究などでも信頼でき得る基準として認識しておくとよいと思われます．なお本稿ではACNS terminologyの詳細については紙面上の都合で割愛します．

[*3] ベーシック編：Q&A p525参照

Q どのような臨床所見がNCSEを疑うのでしょうか，また脳波の有用性はどの程度なのでしょうか？

A 最も重要な症状は意識障害/意識変容で，それ以外の症状については非特異的とされておりますが[18]，ビデオ脳波モニタリングで確認したNCSE発作兆候の最近の報告でも，微細なミオクローヌスや強直性筋興奮の頻度が比較的高く，自動症や眼球偏倚なども伴うと報告されております[19]．注意深い観察が重要です．

NCSEの診断では，持続脳波モニタリングは非常に有用かつ重要です[20]．持続脳波モニタリングを示した重要な報告として，モニタリング時間が増加するほど，発作の検出率が増加すると報告されました（図1）[5]．この結果からはNCSEを疑った際に，NCSE検出のためには持続脳波モニタリング最低8〜12時間程度は必要と考えられます．一方で初回1時間の脳波でも56%は検出率があり[5]，長時間脳波でも初回30分でNCSEに

表2 Modified Salzburg Consensus Criteria for Nonconvulsive Status Epilepticus（mSCNC）の概略

主要条件
・臨床所見と脳波所見の両方を満たすこと ・NCSE を疑う神経学的異常が最低 10 分以上持続していること

脳波所見
基準を満たす脳波変化は，10 秒以上継続して存在する必要がある A：既知のてんかん性脳症と診断されていない症例 　（1）EDs ＞2.5Hz（例：最も悪い 10 秒の中で 25 発以上の EDs がある） 　（2）以下の脳波変化に加えて，時間空間的 evolution*陽性 　　（2a）EDs ≦2.5Hz，もしくは（2b）RDA ＞0.5Hz 　（3）以下の脳波に加えて，微細なてんかん発作兆候陽性 　　（3a）EDs ≦2.5Hz，もしくは（3b）RDA ＞0.5Hz 　（4）上記 1〜3 には該当しないが，以下の脳波変化に加えて，AED テスト**を行い臨床的改善を認めるもの 　　（4a）EDs ≦2.5Hz かつ fluctuation***陽性，（4b）RDA ＞0.5Hz かつ fluctuation 陽性 　　　　　もしくは（4c）RDA ＞0.5Hz かつ fluctuation 陰性 B：既知のてんかん性脳症と診断されている症例 　A の診断基準を満たしかつ，以下のうちどちらかを満たす 　・ベースラインに比べて脳波変化が頻度や強度の点で増大している 　・AED テストで臨床的，脳波的な改善を認める

臨床所見
以下の臨床情報を加味する ・発病前から数分〜数時間で悪化状態に移行している ・患者はこの数分〜数時間で多少の変化はあるが著明に改善ない ・脳波変化を説明し得るに十分な脳病変がない（例：脳幹出血） ・脳波変化を説明し得るに十分な代謝性/中毒性疾患がない（例：急性腎/肝不全）

EDs：epileptic discharges，てんかん性放電（棘波，多棘波，鋭波，鋭徐波複合[注]），RDA：rhythmic delta activity，律動性デルタ波，AED：anti-epileptic drug，抗てんかん薬
　*evolution：以下のいずれかに相当
　（ⅰ）電位と発射頻度の急激な増大変化や急激な停止
　（ⅱ）＞1Hz 以上の発射頻度の増大や発射領域の変化
　（ⅲ）ACNS terminology（アドバンス編：Q&A p ○参照）の evolving を満たす
　**AED テスト：AED 投与後，10 分以内に以下の改善がみられる
　・臨床所見：どれか 1 つの反応が改善する（ⅰ）氏名をいえる，（ⅱ）「1，2，3」と復唱，（ⅲ）挙手，（ⅳ）開眼，（ⅴ）刺激で検者の方を見る
　・脳波所見：発射頻度の改善（ANCS terminology の「occasional：1 エポックあたり 1〜9％の発射頻度」までの改善）
***fluctuation：ACNS terminology での evolving は満たさず fluctuation を満たす
[注]：単発のてんかん性放電では NCSE の診断となることはなく，複数の連続性・周期性が必要である．ACNS terminology での periodic discharge（PD）や spike-and-wave or sharp-and-wave（SW）はこれに相当する．

（文献 17 を参照して作成）

相当する脳波異常の大部分を検出し得ることも報告されています[21]．一般的な脳波検査では，検査自体を繰返すことでてんかん性放電の検出率が上がることはよく知られていますので[22]，持続脳波モニタリングが利用できない施設では最低 30 分脳波検査を行い，NCSE を疑う場合は検査を繰返すことで代替し得るかも知れません．当科で診断治療したケースについて症例提示します（図 2）．なお電極数が落ちることで検出感度が落ちるため[20]，簡易型の脳波検査を行い診断する場合でも，国際 10-20 法も行い確認することをお勧めします．

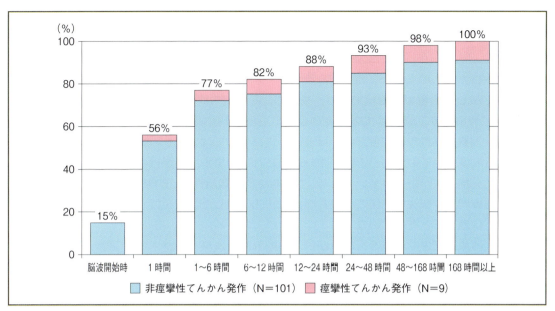

図1 持続脳波モニタリング施行時間とNCSE検出率　　　　　　　　　　　　　　　　（文献5より引用）

症例提示：通常脳波で診断を行ったNCSE

症　例：63歳 男性．

経　過　他院でくも膜下出血術，開頭クリッピング術後（左ICPC），慢性期に焦点性てんかんと診断．バルプロ酸800mg，レベチラセタム2,000mg内服．30分以上持続した痙攣性てんかん重積で来院．ジアゼパム10mg，ホスフェニトイン22.5mg/kg投与後で発作頓挫後も意識障害遷延していた．画像検査上，新規脳障害を示唆する所見なし．来院後2時間後の脳波検査施行．右眼の眼球偏倚や右上肢の小さなミオクローヌスあり．

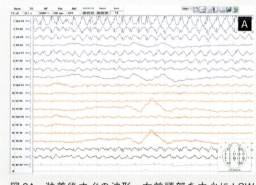

図2A 装着後すぐの波形．左前頭部を中心にLSW 3Hzあり

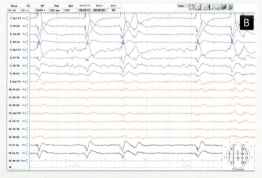

図2B 発作間欠期．左前頭部にLPD 0.5～1Hz. Evolution（−），fluctuation（−）．ジアゼパム投与後，発作消失．抗てんかん薬増量でその後比較的良好に発作コントロール．

> **Q** 治療に難渋するケースが多いと聞きますが，どのような治療がよいのでしょうか？

 現在日本のものも含め，SE治療のガイドラインが出ておりますが多くがCSE治療での推奨であり，またNCSEに限らずSE全体として原因疾患や重症度，意識障害の程度によっても治療反応性が異なります[2,23〜25]．器質的脳疾患の程度が強いほど，予後に対してはNCSEの影響よりも器質的脳疾患そのものの影響が強いといわれています．また日本で利用できる薬剤選択が限られているため，NCSEを含む難治性のSE（RSE）では，神経専門医や脳波専門医と相談しながら状態に応じた治療を行うことが現状では適切だと考えています．

　基本的には原因疾患の治療を行いながら，持続脳波モニタリング下で薬剤調整を行うことが望ましく，RSEでは必要に応じて全身麻酔薬での鎮静を行います．薬剤の血中濃度ではなく脳波モニタリング下でてんかん性発射の終了もしくは抑制を目標に，薬剤によっては（barbiturate），burst and suppressionを目指す場合もあります．全身麻酔薬を使用する場合，脳波上の発作停止後も再発防止抑制のため，24〜48時間（ときに72時間）の鎮静をモニタリングとともに継続し，以後の漸減を多くの専門家が推奨しています．

　全身麻酔薬としてはmidazolam, propofol, 日本ではthiopentalが使用されますが，近年は高用量midazolam持続静注が比較的3剤の中では安全であり，離脱発作が低頻度であり，死亡率が比較的低いと報告されました[26]．ただし現状では3剤の中で最も適切な薬剤は定まっておらず，RSEでは抗てんかん薬，全身麻酔薬，その他の治療法を組合せ，専門家と相談しながら治療を行うほうがよいと考えます．

[文献]

1) Meierkord H, Hltkamp M：Non-convulsive status epilepticus in adults：clinical forms and treatment. Lancet Neurol 6：329-339, 2007
2) Meierkord H, Boon P, Engelsen B et al；European Federation of Neurological Societies：EFNS guideline on the management of status epilepticus in adults. Eur J Neurol 17：348-355, 2010
3) Young GB, Jordan KG, Doig GS：An assessment of nonconvulsive seizures in the intensive care unit using continuous EEG monitoring：an investigation of variables associated with mortality. Neurology 47：83-89, 1996
4) Semmlack S, Yeginsoy D, Spiegel R et al：Emergency response to out-of-hospital status epilepticus：A 10-year observational cohort study. Neurology 89：376-384, 2017
5) Claassen J, Mayer SA, Kowalski RG et al：Detection of electrographic seizures with continuous EEG monitoring in critically ill patients. Neurology 62：1743-1748, 2004
6) Laccheo I, Sonmezturk H, Bhatt AB et al：Non-convulsive status epilepticus and non-convulsive seizures in neurological ICU patients. Neurocrit Care 22：202-211, 2015
7) Alroughani R, Javidan M, Qasem A et al：Non-convulsive status epilepticus；the rate of occurrence in a general hospital. Seizure 18：38-42, 2009
8) Vespa PM, O'Phelan K, Shah M et al：Acute seizures after intracerebral hemorrhage：a factor in

progressive midline shift and outcome. Neurology 60：1441-1446, 2003

9）Claassen J, Jetté N, Chum F et al：Electrographic seizures and periodic discharges after intracerebral hemorrhage. Neurology 69：1356-1365, 2007

10）Matsubara S, Sato S, Kubota Y et al：Nonconvulsive status epilepticus in acute intracerebral hemorrhage. Stroke 49：1759-1761, 2018

11）Oddo M, Carrera E, Claassen J et al：Continuous electroencephalography in the medical intensive care unit. Crit Care Med 37：2051-2056, 2009

12）Delorenzo RJ, Waterhouse EJ, Towne AR et al：Persistent nonconvulsive status epilepticus after the control of convulsive status epilepticus. Epilepsia 39：833-840, 1998

13）Rudin D, Grize L, Schindler C et al：High prevalence of nonconvulsive and subtle status epilepticus in an ICU of a tertiary care center：a three-year observational cohort study. Epilepsy Res 96：140-150, 2011

14）Beniczky S, Hirsch LJ, Kaplan PW et al：Unified EEG terminology and criteria for nonconvulsive status epilepticus. Epilepsia 54（suppl 6）：28-29, 2013

15）Hirsch LJ, LaRoche SM, Gaspard N et al：American Clinical Neurophysiology Society's Standardized Critical Care EEG Terminology：2012 version. J Clin Neurophysiol 30：1-27, 2013

16）Leitinger M, Trinka E, Gardella E et al：Diagnostic accuracy of the Salzburg EEG criteria for non convulsive status epilepticus：a retrospective study. Lancet Neurol 15：1054-1062, 2016

17）Leitinger M, Beniczky S, Rohracher A et al：Salzburg Consensus Criteria for Non-Convulsive Status Epilepticus--approach to clinical application. Epilepsy Behav 49：158-163, 2015

18）Sutter R, Semmlack S, Kaplan PW：Nonconvulsive status epilepticus in adults – insights into the invisible. Nat Rev Neurol 12：281-293, 2016

19）Florea B, Beniczky SA, Demény H et al：Semiology of subtle motor phenomena in critically ill patients. Seizure 48：33-35, 2017

20）Claassen J, Taccone FS, Horn P et al；Neurointensive Care Section of the European Society of Intensive Care Medicine：Recommendations on the use of EEG monitoring in critically ill patients：consensus statement from the neurointensive care section of the ESICM. Intensive Care Med 39：1337-1351, 2013

21）Khan OI, Azevedo CJ, Hartshorn AL et al：A comparison of continuous video-EEG monitoring and 30-minute EEG in an ICU. Epileptic Disord 16：439-448, 2014

22）Baldin E, Hauser WA, Buchhalter JR et al：Yield of epileptiform electroencephalogram abnormalities in incident unprovoked seizures：a population-based study. Epilepsia 55：1389-1398, 2014

23）Brophy GM, Bell R, Claassen J et al；Neurocritical Care Society Status Epilepticus Guideline Writing Committee：Guidelines for the evaluation and management of status epilepticus. Neurocrit Care 17：3-23, 2012

24）Glauser T, Shinnar S, Gloss D et al：Evidence-based guideline：Treatment of convulsive status epilepticus in children and adults. Report of the guideline committee of the American Epilepsy Society. Epilepsy Curr 16：48-61, 2016

25）日本神経学会「てんかん診療ガイドライン」作成委員会：てんかん診療ガイドライン 2018

26）Fernandez A, Lantigua H, Lesch C et al：High-dose midazolam infusion for refractory status epilepticus. Neurology 82：359-365, 2014

特集 エキスパートに学ぶ神経集中治療

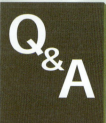

Q&A 心停止後症候群に対する体温管理療法の適応条件

徳山中央病院 救急科 山下 進

Key words 体温管理療法，心停止後症候群（PCAS），NIRS，CAST，ABR

point

▶ 原則として心拍再開後，意識がなければ体温管理療法の適応となる．

▶ 体温管理療法による合併症のリスクは低く，積極的に実施してよい．

▶ 以前は初期心電図波形がVf/VTに限られていたが，現在はすべての波形が適応となる．

▶ 予後を予測するための手法は多く存在するが不完全なものが多く，特にROSC直後に予後を予測することは困難である．

Q 心停止後症候群で体温管理療法の適応条件を詳しく教えてください

 原則として，心拍再開後に意識がなければ体温管理療法の適応となります．

2015年のAHA（米国心臓協会）のガイドライン[1]では昏睡（例：口頭指示に対して反応できない）であれば適応[*1]とされており，JRC（日本蘇生協議会）とERC（欧州蘇生協議会）のガイドラインでは，反応がない場合に適応と記載されています[2,3]．表現には若干の違いがありますが，おおまかに意識がない（≒呼びかけに反応しない）なら適応と考えてよいでしょう．

ROSC（return of spontaneous circulation：自己心拍再開）後，短時間のうちに意識回復の兆しがあるなら，適応外となる可能性もありますが，体温管理療法はできるだけ迅速に導入するべきですので，意識の回復を待って徒らに体温管理療法の導入が遅れてしまうことがないよう，注意が必要です．

以前はROSC後に32～34℃の体温管理が多く行われており，これを低体温療法とよんでいました．この時代には低体温療法の適応条件として，循環動態が安定していることが求められていました．しかし，低体温療法

[*1] 体温管理療法の適応として，AHAもJRC，ERCもほぼ同じ病態を想定していると思われるが，AHAの表現だとGCS 8点以下（E≦2：V≦2：M≦4）になり，JRC・ERCの「反応がない」という表現を「痛み刺激に対する反応がない」と解釈すれば，GCS 4点以下（E1：V≦2：M1）となる．JCSなら10以下か30以下の違いとなる．

という用語のあいまいさが混乱を招くと指摘され，2009年に欧米5学会の共同声明[4]が出されてからは低体温療法（therapeutic hypothermia）ではなく，体温管理療法（targeted temperature management：TTM）とよばれるようになりました．さらに，2013年にNielsenら[5]が33℃の体温管理と36℃の体温管理で予後に差がないというRCTの結果を報告して以後，現在のように32～36℃の間で目標体温を定めて一定の体温を維持する体温管理療法が，心停止後症候群に対する標準的な治療となりました．

現在のガイドライン（2015年版）[2]では32～36℃で行われる体温管理療法について，禁忌はありません．循環動態が不安定であっても，無理に低体温にするのではなく，36℃で一定の体温を維持するだけであれば，問題となる合併症はほとんどありません．過去の臨床研究の結果からも，体温管理療法による合併症の発生頻度は極めて低いものと判断されています．

Q 病院前の因子（目撃者の有無，バイスタンダーCPRの有無，心停止時の心電図波形，など）は適応条件なのでしょうか？

病院前の因子は体温管理療法の適応条件に含まれません．
心拍再開後の低体温療法が予後を改善するという大変インパクトのある2つのRCT[6,7]が2002年に報告されましたが，このRCTでは良好な予後が期待できる初期心電図波形としてVf/VTの症例が対象とされました．このため，2005年，2010年のガイドラインでは，Vf/VTの症例は積極的な体温管理療法あるいは低体温療法の適応とされ，Asystole/PEAの症例に対してはやや控えめな表現となっていました．しかし，その後の臨床研究では，初期心電図波形がAsystole/PEAでも低体温療法あるいは体温管理療法が予後を改善できるという報告も増えてきており，現在のガイドライン[2]では初期心電図波形にかかわらず，体温管理療法が適応とされています．

一般的に，目撃者がない症例，バイスタンダーCPRがない症例というのは予後が悪いと考えられており，施設によっては体温管理療法の適応外とされることもあります．

目撃者がない症例では何時間も前に心停止したという可能性があります．バイスタンダーCPRがない症例は，発見（目撃）から通報までの時間，救急車の現場到着時間（平成29年の全国平均は8.5分[8]）を考えると10分前後は脳が虚血に曝されていたことになります．確かにこのような症例では良好な神経学的予後を期待するのは難しいのですが，目撃者がいなくても，発見直前に心停止したという可能性もあります．バイスタンダーCPRがなかったとしても，CPRを実施できなかった通報者の観察・評価が不十分で，実は救急隊到着直前まで心停止していなかった可能性もあります．その他，イレギュラーな状況はいくらでもあり得ますし，混乱した

救急の現場では，救急隊から伝えられる情報にも誤った内容が含まれていることさえありますから，病院前の情報のみで治療方針を判断するのであれば，慎重になる必要があります．

Q 心停止時間は適応条件なのでしょうか？

A 心停止時間は体温管理療法の適応条件ではありませんが，前述の目撃者の有無・バイスタンダーCPRの有無と同様に，明らかに心停止時間が長いと考えられる症例は予後が悪いから適応外，と考えられる傾向があります．

まず，そもそも心停止時間とは何かという定義を確認しましょう．心停止からROSCまでを心停止時間とする定義が多く使われますが，脳保護，脳蘇生の視点からは心停止から心肺蘇生（cardiopulmonary resuscitation：CPR）が開始されるまでの時間を狭義の「心停止時間」とし，CPR開始からROSCまでの時間を「蘇生時間」として分けて考えることも多いです．この狭義の心停止時間が長い場合には確かに良好な転帰が得られる可能性は低く，体温管理療法を含めた積極的な治療介入をひかえることも検討されるかもしれません．ですが，心停止直後から有効なCPRが行われている[*2]ならば，蘇生時間が1時間を超えても社会復帰できる症例を経験することは珍しくありません．

臨床的には蘇生時間も含めた広義の心停止時間（心停止からROSCまで）での予後予測が行われることが多いです．香川ら[9]は蘇生後に低体温療法を行った80例（低体温群）と，行わなかった174例（対照群）の後方視的検討で，心停止時間（心停止-ROSC）が独立した予後因子であったと報告しています．この研究では予後良好だった症例について低体温群と対照群を比較すると平均心停止時間が低体温群で有意に長時間であり，結論として心停止時間が長くても低体温療法の施行により良好な予後が期待できるとしています．

金子ら[10]はJ-PULSE-Hypo研究に登録された467例を解析し，同じ低体温療法でも32.0～33.5℃で管理した群と，34.0～35.0℃で管理した群を比較しています．神経学的転帰について両群で差はないのですが，心停止時間（心停止-ROSC）が30分以下だった症例に限ると，32.0～33.5℃群のほうがよい転帰となっており，むしろ心停止時間が短い症例にこそ，積極的な低体温療法を推奨する結果となっています．

Kimら[11]は韓国でのデータベースから，蘇生後に体温管理療法を行った症例で心停止時間（心停止-ROSC）を10分間隔に分類して検討していますが，やはり心停止時間は短いほうが神経学的によい転帰を示す傾向があるものの，心停止時間が60分を超える症例でもよい転帰となった症例もあり，心停止時間だけで予後を予想するのは難しいと結論しています．

[*2] 特に院内心停止で発見が早く，心停止直後から医療者による質の高いCPRが実施されるケースでは，蘇生時間によらず良好な予後が期待できる．もちろん背景にある基礎疾患によるが，筆者は院内心停止で1時間を超える蘇生時間でも社会復帰できた症例を複数例経験している．

心拍再開後の因子（脳幹反射，頭部 CT，脳波など）は適応条件なのでしょうか？

心拍再開後の反射の有無や画像検査所見，血液検査結果，脳波などの生理学的検査結果などは，すべて体温管理療法の適応条件にはなりません．予後評価の結果，適応を判断する根拠として用いられることはあり，予後評価として取り上げられることが多い因子を以下に紹介します．

1. 脳幹反射・痙攣発作

脳幹反射，特に対光反射，角膜反射で ROSC 後の予後を予測しようという研究[12,13]が報告されていますが，いずれも不良な予後を完全に予測できるものではありません．痙攣発作やミオクローヌスを認める症例では予後が不良であるとする報告[14]もあり，一般的には予後不良だと考える因子の一つですが，それを否定する報告[15,16]もあります．また，評価を行っている時期も報告によってさまざまであり，体温管理療法を迅速に導入しようと考える ROSC 直後の急性期の予後評価としては反射や痙攣発作は取り入れるべきではありません．

2. 画像診断（CT，MRI）

ROSC 直後に CT 検査が行われることが多く，皮髄境界が消失している症例を予後不良と考えることは多いです．灰白質と白質の CT 値の比を表す gray matter attenuation to white matter attenuation ratio（GWR）を測定し，最終転帰との相関を評価する臨床研究も複数行われており，予後不良症例については特異度 100％で予測できるという報告[17]もありますが，やや特異度が劣るという報告[18,19]もあります．

MRI でも b-factor 値を調整した拡散強調像や ADC 値で急性期に予後を評価しようとする研究は報告されていますが[20,21]，治療方針を決定するほどの感度，特異度はなく，そもそも ROSC 直後の不安定な状態では MRI を撮像すること自体にリスクがあるため，一般的に予後評価のために MRI 検査が施行されることは少ないです．

3. 脳 波

いわゆる平坦脳波が確認されれば，予後不良が予測されますが，特異度は高くありません．古典的には Hockaday 分類[22]*3 によって脳障害の程度を予測し，Grade が増すごとに予後が悪いとされていますが，ROSC 直後には平坦脳波を示していた症例が数日後には正常な脳波に復帰することもあり，超急性期の予後評価として用いるのは不適切です．

近年，ICU での持続脳波モニタリングが注目されており，非痙攣性てんかん重積状態を早期に発見して治療介入したり，予後を予測することに用

*3 Grade Ⅰ～Ⅴに分類され，Grade Ⅰがα波を主体とした正常範囲内の脳波，Grade Ⅱ～Ⅳが軽度異常，中等度異常，高度異常とされ，Grade Ⅴでは極めて異常な脳波として平坦脳波が示されている．

いられています．しかし，この持続脳波モニタリングもやはり ROSC 直後の体温管理療法の適応を判断するタイミングでは，通常脳波検査と変わることはなく，予後評価として用いることはできません．

音刺激による誘発電位を測定する ABR（auditory brain stem response：聴性脳幹反応）では，脳幹の神経活動を評価することができます．ABR 測定結果が正常でも植物状態になってしまう症例は少なくありませんが，ROSC 直後に V 波が測定されない症例では全例で植物状態または死亡であるとする報告もあり[23]，予後不良を予測する因子としての信頼度は高いと考えられます．しかし症例数が少ないため，さらなる研究，評価が期待されるところです．

■ 4. 脳酸素飽和度測定（NIRS）

近赤外分光法（near infrared spectroscopy：NIRS）による脳酸素飽和度測定が ROSC 後の予後予測として有用だとする報告[24]が 2014 年に我が国から発表され，予後予測の手段として注目されています．この報告では $rSO_2 \leqq 42\%$ で 95％の特異度で予後不良を予測できることとなっています．前額部にプローブを設置するだけの簡便な方法で測定でき，時間も要しないため，ROSC 後の予後予測としては，有用なものと考えられます．

まとめ

目撃者の有無や心停止時間，各種検査結果から体温管理療法の適応を考えようとする傾向があるのは，やはり転帰不良だとわかっている症例に対して多大な手間と費用が生じる治療を導入することに対する後ろめたさがあるからです．しかし，現時点では ROSC 直後に「100％回復の可能性がない」と断言できる判定基準はありません．複数の因子（初期心電図波形，目撃の有無，蘇生時間，pH，乳酸値，GWR，GCS，アルブミン値，ヘモグロビン値）を組合せたスコアリングシステムとして CAST score が提案されていますが[25]，これでさえも 100％の特異度を示すことはできていません．これらの予後評価を治療撤退の根拠として用いることには危うさがあります．むしろ，「この症例は回復のチャンスが大きい」「この症例で治療をあきらめるべきではない」と前向きに考える方向に用いることが適切です．

我が国では高齢者の院外心肺停止が今後も増えてくることが予想される中，ROSC 後にはもともとの ADL やご家族の希望もあわせて，体温管理療法を含めた治療方針を慎重に決定していくことが求められます．本稿で紹介した予後評価方法などから回復の可能性を家族に提示し，医療者も家族も納得できる治療方針を選択する必要があります．もし治療方針の決定に時間がかかってしまうようであれば，まずは体温管理療法を開始したうえで，あらためて治療方針について話しあうべきです．

［文 献］

1）Callaway CW, Donnino MW, Fink EL et al：Part 8：Post-Cardiac Arrest Care：2015 American Heart Association Guidelines Update for Cardiopulmonary Resuscitation and Emergency Cardiovascular Care. Circulation 132：S465-S482, 2015

2）日本蘇生協議会 監："JRC 蘇生ガイドライン 2015" 医学書院，2015

3）Nolan JP, Soar J, Cariou A et al：European Resuscitation Council and European Society of Intensive Care Medicine Guidelines for Post-resuscitation Care 2015：Section 5 of the European Resuscitation Council Guidelines for Resuscitation 2015. Resuscitation 95：202-222, 2015

4）Nunnally ME, Jaeschke R, Bellingan GJ et al：Targeted temperature management in critical care：a report and recommendations from five professional societies. Crit Care Med 39：1113-1125, 2011

5）Nielsen N, Wetterslev J, Cronberg T et al；TTM Trial Investigators：Targeted temperature management at 33℃ versus 36℃ after cardiac arrest. N Engl J Med 369：2197-2206, 2013

6）Hypothermia after Cardiac Arrest Study Group：Mild therapeutic hypothermia to improve the neurologic outcome after cardiac arrest. N Engl J Med 346：549-556, 2002

7）Bernard SA, Gray TW, Buist MD et al：Treatment of comatose survivors of out-of-hospital cardiac arrest with induced hypothermia. N Engl J Med 346：557-563, 2002

8）「平成 29 年版 救急・救助の現況」消防庁ホームページ（http://www.fdma.go.jp/）

9）香川英介，井上一郎，河越卓司 他：良好な社会復帰に許容される心停止時間と低体温療法についての検討．心臓 41：155-158, 2009

10）Kaneko T, Kasaoka S, Nakahara T et al；J-PULSE-Hypo investigators：Effectiveness of lower target temperature therapeutic hypothermia in post-cardiac arrest syndrome patients with a resuscitation interval of ≦30 min. J Intensive Care 3：28, 2016

11）Kim WY, Ahn S, Hong JS et al：The impact of downtime on neurologic intact survival in patients with targeted temperature management after out-of-hospital cardiac arrest：National multicenter cohort study. Resuscitation 105：203-208, 2016

12）Perman SM, Kirkpatrick JN, Reitsma AM et al：Timing of neuroprognostication in postcardiac arrest therapeutic hypothermia. Crit Care Med 40：719-724, 2012

13）Polderman KH：Keeping a cool head：How to induce and maintain hypothermia. Crit Care Med 32：2558-2560, 2004

14）Wijdicks EF, Hijdra A, Young GB et al；Quality Standards Subcommittee of the American Academy of Neurology：Practice parameter：prediction of outcome in comatose survivors after cardiopulmonary resuscitation（an evidence-based review）：report of the Quality Standards Subcommittee of the American Academy of Neurology. Neurology 67：203-210, 2006

15）Lucas JM, Cocchi MN, Salciccioli J et al：Neurologic recovery after therapeutic hypothermia in patients with post-cardiac arrest myoclonus. Resuscitation 83：265-269, 2012

16）Booth CM, Boone RH, Tomlinson G et al：Is this patient dead, vegetative, or severely neurologically impaired? Assessing outcome for comatose survivors of cardiac arrest. JAMA 291：870-879, 2004

17）Kim SH, Choi SP, Park KN et al：Early brain computed tomography findings are associated with outcome in patients treated with therapeutic hypothermia after out-of-hospital cardiac arrest. Scand J Trauma Resusc Emerg Med 21：57, 2013

18）Hanning U, Sporns PB, Lebiedz P et al：Automated assessment of early hypoxic brain edema in non-enhanced CT predicts outcome in patients after cardiac arrest. Resuscitation 104：91-94, 2016

19）Metter RB, Rittenberger JC, Guyette FX et al：Association between a quantitative CT scan measure of brain edema and outcome after cardiac arrest. Resuscitation 82：1180-1185, 2011

20）鹿野 恒，齋藤智誉，山崎 圭 他：High b value 拡散強調画像を用いた神経学的予後評価．ICU と CCU 34：717-725, 2010

21）Moon HK, Jang J, Park KN et al：Quantitative analysis of relative volume of low apparent diffusion coefficient value can predict neurologic outcome after cardiac arrest. Resuscitation 126：36-42, 2018

22) HOCKADAY JM, POTTS F, EPSTEIN E et al：ELECTROENCEPHALOGRAPHIC CHANGES IN ACUTE CEREBRAL ANOXIA FROM CARDIAC OR RESPIRATORY ARREST. Electroencephalogr Clin Neurophysiol 18：575-586, 1965
23) Sakurai A, Kinoshita K, Moriya T et al：Reduced effectiveness of hypothermia in patients lacking the wave V in auditory brainstem responses immediately following resuscitation from cardiac arrest. Resuscitation 70：52-58, 2006
24) Ito N, Nishiyama K, Callaway CW et al；J-POP Registry Investigators：Noninvasive regional cerebral oxygen saturation for neurological prognostication of patients with out-of-hospital cardiac arrest：a prospective multicenter observational study. Resuscitation 85：778-784, 2014
25) Nishikimi M, Matsuda N, Matsui K et al：A novel scoring system for predicting the neurologic prognosis prior to the initiation of induced hypothermia in cases of post-cardiac arrest syndrome：the CAST score. Scand J Trauma Resusc Emerg Med 25：49, 2017

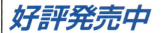
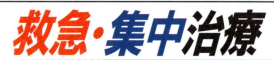
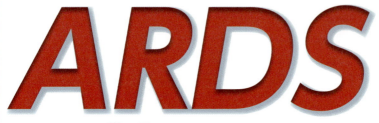
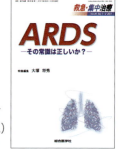

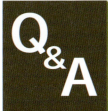

特集 エキスパートに学ぶ神経集中治療

アドバンス編

心拍再開後昏睡状態の患者に対する体温管理療法の前提となる全身管理の方法

1) 大分市医師会立アルメイダ病院 救急・集中治療科, 2) 同 薬剤部
中島竜太[1], 稲垣伸洋[1], 佐藤史織[2]

Key words: post cardiac arrest syndrome (PCAS), mean arterial pressure (MAP), oxygenation, ventilation

point

- ▶ 心停止後症候群（PCAS）では心機能低下，血管拡張，血管内脱水すべての理由で血圧が低下する．
- ▶ 平均動脈圧（MAP）の許容値の上限は不明だが高めが好ましい可能性がある．一方で MAP＜65 mmHg は一瞬も容認されない．
- ▶ 輸液負荷は必要なことが多いが，基本的に多元的な循環維持方法をとる．
- ▶ 心停止の原因が明らかに非心原性である場合を除き，心拍再開（ROSC）後の冠動脈造影は積極的に行う．
- ▶ CPR 中は十分な酸素投与を行い，ROSC 後は過剰な酸素投与を回避する．
- ▶ 不必要に高い PEEP は設定しない．
- ▶ $PaCO_2$ は正常範囲の維持が好ましく，許容値の上限は不明だが $PaCO_2$＜35 mmHg は絶対に避けるべきである．

 Q 心停止後症候群（post-cardiac arrest syndrome：PCAS）では血行動態はどのように変わりますか？

A PCAS は心拍再開（return of spontaneous circulation：ROSC）後にみられる，心停止の原因となった病態と全身の虚血再灌流障害による複合病態です．PCAS では以下のような変化により血圧が低下します．

1 つは ROSC 後の心収縮力低下（post-resuscitation myocardial depression：PRMD）です．PRMD は初期波形 VF の院外心停止（out-of-hospital cardiac arrest：OHCA）の 2/3 でみられるという研究があります[1]．PRMD は一過性のことが多いものの，心機能が回復しない場合には生命予後は不

良であるといわれています[2]．もう1つはROSC後の炎症カスケードの活性化[3]，capillary leak[4]，蘇生後数時間以内の一時的な多尿[5]による，末梢血管抵抗や血管内容量の低下です[2,4]．血圧を維持するために最初の24時間に6〜8Lもの輸液を要することもあります[1,4]．

Q 何を指標に，どれくらいを目標に循環管理をするべきですか？

A 脳灌流圧（cerebral perfusion pressure：CPP）は平均動脈圧（mean arterial pressurer：MAP）と頭蓋内圧（intracranial pressure：ICP）の差で規定されます．理論上は脳血流を維持するにはMAPを維持することが重要になると考えられます．

PCASでも脳血管の自動調節能は障害され[6]脳血流量（cerebral blood flow：CBF）はCPPに依存します．低いCPP，MAPが容認されないことは当然ですが，MAP，CPPが上がりすぎるとCBFが増加しやがて脳浮腫につながることも考えられます．ではPCASにおいて適正なCPP，MAPの範囲はどれくらいでしょうか．

PCASにおいてICP，CPPの測定を行ったいくつかの臨床研究ではPCASでもICPが上昇することが示されています[7,8]．しかしICP＞25mmHgの患者は全例死亡したという研究[9]が示すように，ICP高値はそもそも集中治療の適応にならないほど脳障害が重篤である可能性があります．

一方でMAPベースの臨床研究は多く施行されています．9編の研究，13,510名の心停止患者を含むシステマティックレビューでは，高い血圧と良好な神経学的予後，低い血圧への曝露と死亡率の上昇の関連性が示されています[10]．このレビューの中で筆者は血圧の定義（収縮期血圧：SBPかMAPか）や観察期間などで各研究間の異質性が強いことを指摘していますが，他に多くの観察研究でも高めのMAPと生存率や神経学的予後との関連が指摘されています〔MAP 76〜86mmHg，$S\bar{v}O_2$ 67〜72％は生存率最大[11]．5分ごとに測定した血圧より計算した時間加重平均動脈圧＞70mmHgはそれ以下よりも神経学的予後が良好（OR，4.11；95% CI，1.34〜12.66；$p=0.014$)[12]〕．なお高いMAPと神経学的予後は関連しなかったという研究はありますが[13]，高いMAPが神経学的予後を悪化させたという研究はありません．

低いMAPは確実に二次性脳損傷を起こすのに対し，高いMAPがどれほど二次性脳損傷に関与するのかはわかりません．至適範囲は不明ですがMAPは高めが好ましいと考えます．少なくとも蘇生ガイドラインが回避するように推奨している"MAP＜65mmHg"[14]はあくまでレッドゾーンであり，一瞬でも避けるべきであると考えます（図1）．

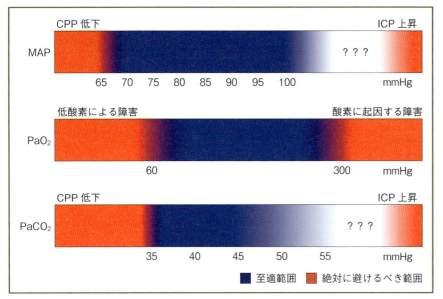

図1 MAP，PaO₂，PaCO₂ の目標範囲
さまざまな研究により絶対に避けるべき範囲（赤）は比較的明確だが，至適な範囲（青）は明確ではない．また高めの MAP や PaCO₂ はどこまで許容されるかは不明である．しかし post cardiac arrest care では避けるべき範囲に一歩も踏み込まないことが重要である．

> **MEMO**
>
> 敗血症のように乳酸値を指標にするという考え方もあります．乳酸クリアランス[15]や時間加重平均乳酸値[16]は循環動態や予後の指標になる可能性があります．ただし低体温により乳酸値は高めに推移する可能性があり[17]，乳酸値の解釈には注意が必要です．

Q どのような手段で循環管理をするべきですか？

A 血管収縮薬より輸液負荷を優先したほうが退院時生存率はよかったとしている観察研究はありますが[18]基本的には手段の優劣はわかっていません．低体温導入のために病院内で冷却した細胞外液を急速輸液することは一般的ですが，前述したように PCAS において血圧が下がる要因はさまざまです．いくつかの研究では CVP や ScvO₂ のような多指標によるプロトコールで予後を改善したと示されており[19〜21]，多元的な介入は有効かもしれません．

なお低体温療法中に徐脈はしばしばみられますが，低体温中の徐脈は予後予測因子であるということがわかってきています[22]．徐拍化することで心臓の等容性収縮期，等容性拡張期がそれぞれ延長し心室内に充満する血液の量が増加するため，血圧が下がらないことも多いです[23]．血圧の

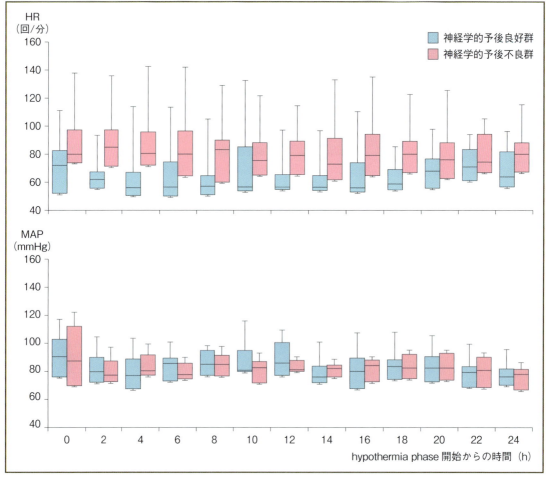

図2 心拍数（HR）と神経学的予後の関係（自験例）
神経学的予後良好例の存在した院内, 院外の心原性心停止, 縊頸のみ26例を対象とし, hypothermia phase（24時間, 33℃または34℃）開始から2時間ごとのHRとMAPを後ろ向きに比較した. すべての測定点で予後良好群は不良群よりも統計学的に有意にHRが低かった（$p<0.05$）が, MAPには差がなかった. 単変量解析では, 使用した心血管作動薬に差は認めなかった.
退院時の神経学的予後良好群：CPC（cerebral performance category）1, 2
予後不良群：CPC 3, 4, 5

低下がみられない場合に徐脈に介入する意義は乏しいと考えます（**図2**）.

 冠動脈造影（coronary angiography：CAG）はいつ行うべきですか？

A　CPAの原因が冠動脈病変であった場合, CAGとそれに続く治療はその後の集中治療を円滑に進めるうえでも重要になります. しかしROSC後の状況では循環停止やCPRによる影響を受けて, 心電図やバイオマーカー, 心エコーなどの検査結果がさまざまに変化すると考えられます. ではROSC直後に測定する心電図やバイオマーカーで冠動脈病変の有

無を予測できるのでしょうか.

ST上昇や新規の左脚ブロックを認めた症例のうち70%以上[24, 25]に冠動脈狭窄を認めるなど,ROSC直後でもST-elevation acute myocardial infarction(STEMI)を予測するうえで心電図は有用と考えられます. 一方でST上昇を認めない場合も60%程度に冠動脈狭窄を認めたという報告もあり[24],ST上昇がないことが冠動脈病変の除外にはつながりません.

初期波形がVT/VFのOHCAでは,高感度トロポニンの値にかかわらず30%ほどの患者に冠動脈病変が認められるとされます[26]. また冠動脈狭窄の有無に対する感度,特異度は,カットオフ値0.575 ng/mLでともに65%程度と高くありません[27].

このようにSTEMIでない場合にCAGの適応を判断するのは難しいですが,2018年に発表された23編の研究,17,120名の患者を含むメタアナリシスでは,ROSC後24時間以内にCAGを行う群はそれ以降に行う群,あるいは行わない群と比べて30日目の生存率(RR, 1.52;95% CI, 1.32〜1.74;$p<0.00001$)および1〜5年後の生存率(RR, 1.56;95% CI, 1.14〜2.14;$p=0.006$)の改善が認められています. この研究では30日目(RR, 1.69;95% CI, 1.40〜2.04;$p<0.00001$)および発症3〜11ヵ月目(RR, 1.49;95% CI, 1.27〜1.76;$p<0.00001$)の神経学的転帰の改善も認められています. また心電図上ST上昇のない場合にこの傾向が強かったとしています[28]. 別のシステマティックレビューでも同じように早期のCAGと生存率,神経学的予後の関連が示されています[29].

2015年の時点で蘇生ガイドラインは,"ROSC後の心電図でSTEMI様変化を認める場合には緊急のCAGを行うことを推奨し,STEMI様変化を示さない場合でも考慮してもよい"としています[14]. しかし2015年以降に発表されたこれらの研究を考慮すると,STEMI様の心電図変化を呈さない場合でも明らかに心原性心停止以外の要因がある場合を除いてCAGは緊急で積極的に行っていくべきであると考えます.

Q PaO₂ の目標値はどれくらいですか?

A 低酸素への曝露とともに,高濃度酸素やフリーラジカルによる障害は患者の予後を一層悪くしかねません. ROSC後の高いPaO_2と予後に関する10編の研究を含むメタアナリシスでは,$PaO_2>300$ mmHgは院内死亡率と関連する(OR, 1.40;95% CI, 1.02〜1.93)とされています[30]. この研究は筆者が述べているとおり各研究の異質性が強く結果の解釈には注意が必要ですが,その後に施行された観察研究でもPaO_2と生存率の関係に関して同じような結果が示されています[31]. もちろん低いPaO_2は容認されることではなく,多施設の観察研究では低酸素($PaO_2<60$ mmHg)への曝露は低い生存率に関連すると示されています(60 mmHg以下:43%,60〜300 mmHg:55%,300 mmHg以上:37%)[32].

なお特に心肺蘇生中は PaO₂ が高めのほうが死亡率は低かったとされています（OR, 0.25；95％ CI 0.12～0.53；$p<0.001$)[33]．

CPR 中は十分な酸素投与を，ROSC 後は過剰な酸素投与の回避を目指すべきであると考えます（図1）．

呼気終末陽圧 positive end-expiratory pressure（PEEP）はどう設定するべきですか？

PEEP は胸腔内圧上昇，中心静脈圧上昇を介して ICP の上昇に，あるいは静脈還流量低下，心拍出量低下を介して CPP の低下に関与する可能性があります．また PEEP の ICP に対する影響は ICP そのものの高低[34]や肺コンプライアンス[35]でも変わってきます．

PCAS において PEEP がどう ICP に影響するかは不明です．しかしある大規模な観察研究によると，時代が経るにつれ心停止後患者に対しても肺保護換気を施行される傾向となり（PEEP は 1998 年平均 3.5 cmH₂O, SD 3 cmH₂O，2004 年 4.8 cmH₂O, SD 4 cmH₂O，2010 年 6.5 cmH₂O, SD 3 cmH₂O；$p<0.001$）肺合併症は減少するも敗血症や循環不全などは増加傾向でした[36]．

PEEP は ICP, CPP にポジティブな影響を与えるとはいえず，肺保護換気を名目に不必要に高い PEEP を設定しないことは妥当であると考えます．

PaCO₂ の目標値はどれくらいですか？

CO₂ は脳血管を拡張させます．このため高い CO₂ により CBF, ICP が上昇する一方で，低い CO₂ により CPP が低下することが考えられます．低体温管理中には PaCO₂ は低下するので[37]特に注意が必要になります．

9編の研究，23,434 名の患者を含むメタアナリシスでは，PaCO₂ 35～45 mmHg の範囲の場合はそれ以下やそれ以上より生存率が高く（OR, 1.30；95％ CI, 1.23～1.38），良好な神経学的予後とも関連する（OR, 1.69；95％ CI, 1.13～2.51）するとされています[38]．一方で PaCO₂ のターゲットを 35～45 mmHg と 50～55 mmHg で比較した多施設 RCT では，脳損傷の程度を示すバイオマーカーである S100b 蛋白の血中濃度は 50～55 mmHg で有意に低下しており（$p<0.001$），統計学的有意差はないものの 6 ヵ月後の神経学的予後や院内死亡率も 50～55 mmHg の群が低い傾向になっています[39]．

蘇生ガイドラインでは PaCO₂ は正常範囲を維持することが推奨されていますが[14]，低めの PaCO₂（<35 mmHg）は絶対に避けるべきである一方，高めの PaCO₂（>45 mmHg）はどこまで許容されるのかはっきりしないと考えます（図1）．

まとめ

post cardiac arrest care とは

　CPP, MAP, PaO_2, PEEP, $PaCO_2$ の至適範囲はいまだはっきりしません．しかしダイナミックに変わりゆく PCAS の病態の中で絶対に避けるべき範囲を避け，二次性脳損傷をいかに回避できるかが post cardiac arrest care の鍵になると考えます．包括的ケアのプロトコールの導入により良好な予後の患者が増えたという北米の多施設共同研究[40]はこれを示唆していると考えます．では想定されるケアの達成項目には何があるのでしょうか．本稿では紙面の都合上，循環，呼吸管理に焦点を当てましたが，実際は鎮静，シバリング，電解質，血糖，DIC 対策など多岐にわたると思われます．このような包括的プロトコールを達成するには救急医，集中治療医，循環器内科医など多くの専門家の力が必要になりますが，それにより一人の患者の社会復帰を支えていく post cardiac arrest care はまさに集中治療そのものを体現していると思います．

［文　献］

1) Oksanen T, Skrifvars M, Wilkman E et al：Postresuscitation hemodynamics during therapeutic hypothermia after out-of-hospital cardiac arrest with ventricular fibrillation：a retrospective study. Resuscitation 85：1018-1024, 2014

2) Laurent I, Monchi M, Chiche JD et al：Reversible myocardial dysfunction in survivors of out-of-hospital cardiac arrest. J Am Coll Cardiol 40：2110-2116, 2002

3) Adrie C, Adib-Conquy M, Laurent I et al：Successful cardiopulmonary resuscitation after cardiac arrest as a "sepsis-like" syndrome. Circulation 106：562-568, 2002

4) Heradstveit BE, Guttormsen AB, Langorgen J et al：Capillary leakage in post-cardiac arrest survivors during therapeutic hypothermia - a prospective, randomised study. Scand J Trauma Resusc Emerg Med 18：29, 2010

5) Zeiner A, Sunder-Plassmann G, Sterz F et al：The effect of mild therapeutic hypothermia on renal function after cardiopulmonary resuscitation in men. Resuscitation：60：253-261, 2004

6) Sundgreen C, Larsen FS, Herzog TM et al：Autoregulation of cerebral blood flow in patients resuscitated from cardiac arrest. Stroke 32：128-132, 2001

7) Nordmark J, Rubertsson S, Enblad P et al：Intracerebral monitoring in comatose patients treated with hypothermia after a cardiac arrest. Acta Anaesthesiol Scand 53：289-298, 2009

8) Hifumi T, Kawakita K, Kuroda Y et al：Association of brain metabolites with blood lactate and glucose levels with respect to neurological outcomes after out-of-hospital cardiac arrest：A preliminary microdialysis study. Resuscitation 110：26-31, 2017

9) Naito H, Isotani E, Callaway CW et al：Intracranial pressure increases during rewarming period after mild therapeutic hypothermia in postcardiac arrest patients. Ther Hypothermia Temp Manag 6：189-193, 2016

10) Bhate TD, McDonald B, Sekhon MS et al：Association between blood pressure and outcomes in patients after cardiac arrest：A systematic review. Resuscitation 97：1-6, 2015

11) Ameloot K, Meex I, Genbrugge C et al：Hemodynamic targets during therapeutic hypothermia after cardiac arrest：A prospective observational study. Resuscitation 91：56-62, 2015

12) Kilgannon JH, Roberts BW, Jones AE et al：Arterial blood pressure and neurologic outcome after resuscitation from cardiac arrest. Crit Care Med 42：2083-2091, 2014

13) Young MN, Hollenbeck RD, Pollock JS et al：Higher achieved mean arterial pressure during therapeutic hypothermia is not associated with neurologically intact survival following cardiac arrest. Resuscitation 88：158-164, 2015

14) Callaway CW, Donnino MW, Fink EL et al : Part 8 : Post-Cardiac Arrest Care : 2015 American Heart Association Guidelines Update for Cardiopulmonary Resuscitation and Emergency Cardiovascular Care. Circulation 132 (18 suppl 2) : S465-S482, 2015

15) Donnino MW, Andersen LW, Giberson T et al ; National Post-Arrest Research Consortium : Initial lactate and lactate change in post-cardiac arrest : a multicenter validation study. Crit Care Med 42 : 1804-1811, 2014

16) Laurikkala J, Skrifvars MB, Bäcklund M et al ; FINNRESUSCI study group : Early lactate values after out-of-hospital cardiac arrest : associations with one-year outcome. Shock doi : 10.1097/SHK. 0000000000001145, 2018 [Epub ahead of print]

17) Bro-Jeppesen J, Annborn M, Hassager C et al ; TTM Investigators : Hemodynamics and vasopressor support during targeted temperature management at 33 ℃ versus 36 ℃ after out-of-hospital cardiac arrest : a post hoc study of the target temperature management trial. Crit Care Med 43 : 318-327, 2015

18) Janiczek JA, Winger DG, Coppler P et al : Hemodynamic resuscitation characteristics associated with improved survival and shock resolution after cardiac arrest. Shock 45 : 613-619, 2016

19) Beylin ME, Perman SM, Abella BS et al : Higher mean arterial pressure with or without vasoactive agents is associated with increased survival and better neurological outcomes in comatose survivors of cardiac arrest. Intensive Care Med 39 : 1981-1988, 2013

20) Gaieski DF, Band RA, Abella BS et al : Early goal-directed hemodynamic optimization combined with therapeutic hypothermia in comatose survivors of out-of-hospital cardiac arrest. Resuscitation 80 : 418-424, 2009

21) Sunde K, Pytte M, Jacobsen D et al : Implementation of a standardised treatment protocol for post resuscitation care after out-of-hospital cardiac arrest. Resuscitation 73 : 29-39, 2007

22) Thomsen JH, Nielsen N, Hassager C et al : Bradycardia during targeted temperature management : an early marker of lower mortality and favorable neurologic outcome in comatose out-of-hospital cardiac arrest patients. Crit Care Med 44 : 308-318, 2016

23) Jacobshagen C, Pelster T, Pax A et al : Effects of mild hypothermia on hemodynamics in cardiac arrest survivors and isolated failing human myocardium. Clin Res Cardiol 99 : 267-276, 2010

24) Dumas F, Cariou A, Manzo-Silberman S et al : Immediate percutaneous coronary intervention is associated with better survival after out-of-hospital cardiac arrest : insights from the PROCAT (Parisian Region Out of hospital Cardiac ArresT) registry. Circ Cardiovasc Interv 3 : 200-207, 2010

25) Kern KB, Lotun K, Patel N et al ; INTCAR-Cardiology Registry : Outcomes of comatose cardiac arrest survivors with and without ST-segment elevation myocardial infarction : importance of coronary angiograph. JACC Cardiovasc Interv 8 : 1031-1040, 2015

26) Røsjø H, Vaahersalo J, Hagve TA et al ; FINNRESUSCI Laboratory Study Group : Prognostic value of high-sensitivity troponin T levels in patients with ventricular arrhythmias and out-of-hospital cardiac arrest : data from the prospective FINNRESUSCI study. Crit Care 18 : 605, 2014

27) Geri G, Mongardon N, Dumas F et al : Diagnosis performance of high sensitivity troponin assay in out-of-hospital cardiac arrest patients. Int J Cardiol 169 : 449-454, 2013

28) Welsford M, Bossard M, Shortt C et al : Does early coronary angiography improve survival after out-of-hospital cardiac arrest? A systematic review with meta-analysis. Can J Cardiol 34 : 180-194, 2018

29) Camuglia AC, Randhawa VK, Lavi S et al : Cardiac catheterization is associated with superior outcomes for survivors of out of hospital cardiac arrest : review and meta-analysis. Resuscitation 85 : 1533-1540, 2014

30) Wang CH, Chang WT, Huang CH et al : The effect of hyperoxia on survival following adult cardiac arrest : a systematic review and meta-analysis of observational studies. Resuscitation 85 : 1142-1148, 2014

31) Johnson NJ, Dodampahala K, Rosselot B et al : The association between arterial oxygen tension and neurological outcome after cardiac arrest. Ther Hypothermia Temp Manag 7 : 36-41, 2017

32) Kilgannon JH, Jones AE, Shapiro NI et al ; Emergency Medicine Shock Research Network (EMShockNet) Investigators : Association between arterial hyperoxia following resuscitation from cardiac arrest and in-

hospital mortality. JAMA 303：2165-2171, 2010
33) Patel JK, Kataya A, Parikh PB：Association between intra-and post-arrest hyperoxia on mortality in adults with cardiac arrest：A systematic review and meta-analysis. Resuscitation 127：83-88, 2018
34) McGuire G, Crossley D, Richards J et al：Effects of varying levels of positive end-expiratory pressure on intracranial pressure and cerebral perfusion pressure. Crit Care Med 25：1059-1062, 1997
35) Caricato A, Conti G, Della Corte F et al：Effects of PEEP on the intracranial system of patients with head injury and subarachnoid hemorrhage：the role of respiratory system compliance. J Trauma 58：571-576, 2005
36) Sutherasan Y, Peñuelas O, Muriel A et al；VENTILA GROUP：Management and outcome of mechanically ventilated patients after cardiac arrest. Crit Care 19：215, 2015
37) Falkenbach P, Kämäräinen A, Mäkelä A et al：Incidence of iatrogenic dyscarbia during mild therapeutic hypothermia after successful resuscitation from out-of-hospital cardiac arrest. Resuscitation 80：990-993, 2009
38) McKenzie N, Williams TA, Tohira H et al：A systematic review and meta-analysis of the association between arterial carbon dioxide tension and outcomes after cardiac arrest. Resuscitation 111：116-126, 2017
39) Eastwood GM, Schneider AG, Suzuki S et al：Targeted therapeutic mild hypercapnia after cardiac arrest：A phase II multi-centre randomised controlled trial (the CCC trial). Resuscitation 104：83-90, 2016
40) Stub D, Schmicker RH, Anderson ML et al；ROC Investigators：Association between hospital post-resuscitative performance and clinical outcomes after out-of-hospital cardiac arrest. Resuscitation 92：45-52, 2015

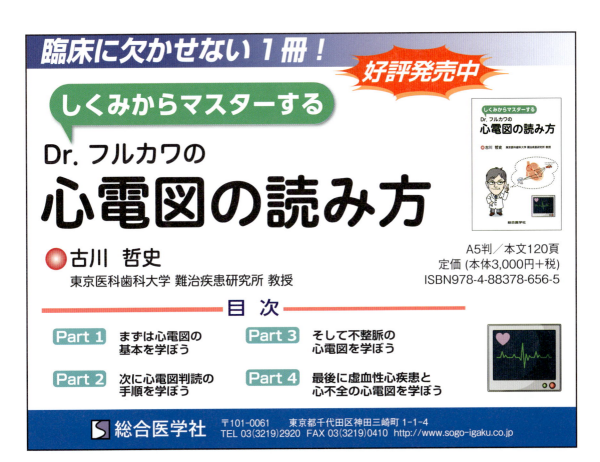

好評発売中

救急・集中治療
Vol 29 No 7・8 2017

抗菌薬
―その常識は正しいか？―

特集編集　志馬　伸朗

B5判／本文200頁
定価(本体5,600円＋税)
ISBN978-4-88378-551-3

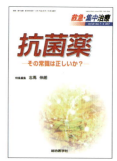

目　次

Ⅰ．抗菌薬の選択 ―その常識は正しいか？―
- 深部膿瘍，壊死性筋膜炎に対してクリンダマイシンを投与すべきか？
- ブドウ球菌の感染性心内膜炎にアミノグリコシドを併用すべきか？
- アンピシリンに感受性のある黄色ブドウ球菌感染症に対する標的治療はアンピシリンか？　セファゾリンか？
- レジオネラ肺炎に対する抗菌薬はキノロンか，マクロライドか，併用か？
- 重症市中肺炎にマクロライドは併用すべきか？
- *Enterobacter*に対して第3世代セファロスポリン系抗菌薬は使えないか？　*Acinetobacter*に対する抗菌薬は何を選択するか？
- ESBL産生腸内細菌科に対して，タゾバクタム/ピペラシリンやセフメタゾール，フロモキセフは使えないか？
- 汎発性腹膜炎や尿路感染症の経験的治療で腸球菌は必ずカバーすべきか？
- 汎発性腹膜炎の経験的治療で緑膿菌やESBL産生菌はカバーすべきか？
- 黄色ブドウ球菌(MSSA，MRSA)による敗血症性中枢神経系播種に対する抗菌薬選択は？
- 重症感染症への経験的治療はカルバペネムでよいのか？　重症急性膵炎に対してカルバペネムの予防投与は必要か？
- 緑膿菌感染症に対する標的治療は何がよいのか？
- ICUでアミノグリコシドを使用する機会はあるのか？　緑膿菌あるいは敗血症性ショックではどうなのか？　もしも使用する場合，トラフ値とピーク値両方の測定は必要か？
- 培養陰性の敗血症性ショックに対して，経験的治療の継続あるいは中止判断はどうすればよいか？
- 誤嚥性肺炎にはスルバクタム/アンピシリンでよいのか？
- スルバクタム・アンピシリンの適正使用とは？　アンピシリンとの使い分けは？
- 開胸管理中あるいはECMO中の予防的抗菌薬投与は必要か？
- 脳炎疑いには経験的にアシクロビルを使うべきか？
- MRSA鼻腔保菌は本当にMRSA感染症のリスクファクターなのか？

Ⅱ．使用法・評価など ―その常識は正しいか？―
- βラクタム系抗菌薬やバンコマイシンの持続投与は有効なのか？
- 1週間以上抗菌薬治療が必要な感染症には何があるか？
- 菌血症に対する抗菌薬投与期間は一律2週間必要か？
- バンコマイシンのトラフ値は15〜20μg/mLを維持すべきか？　ローディングは必要か？
- de-escalationって本当にできるのか？　できる条件があるとすれば何か？
- "念のため"抗菌薬を使いたがる医師に対して，どう指導したらよいか？
- 熱やWBCやCRPが下がりきらないから抗菌薬がやめられないという医師に対して，どのように対処すればよいか？
- メロペネムが"強力"で，これを使っておけば"安心"だという医師にどのように介入するべきか？
- β-Dグルカンが高いから抗真菌薬を投与したいという医師に対して，どのように対処すればよいか？
- 術中3時間ごとに抗菌薬を追加投与すべきか？　10時間を超える長時間手術ならどうするか？

Ⅲ．検査・副作用など ―その常識は正しいか？―
- CRP，PCT，プレセプシンを同時に測定する意義はあるか？
- 抗菌薬と中枢神経副作用との関連は？
- 血液培養採取における落とし穴は？

総合医学社　〒101-0061　東京都千代田区神田三崎町 1-1-4
TEL 03(3219)2920　FAX 03(3219)0410　http://www.sogo-igaku.co.jp

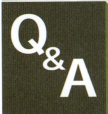

くも膜下出血の神経集中治療：特に電解質異常とその対策

香川大学医学部附属病院 救命救急センター　岡崎智哉

Key words　くも膜下出血，電解質異常，低ナトリウム血症，高ナトリウム血症

point

- くも膜下出血の急性期にはナトリウム異常が起こりやすい．
- 低ナトリウム血症，高ナトリウム血症のいずれにも注意が必要である．
- 低ナトリウム血症，高ナトリウム血症のいずれも効果的な予防や治療法は確立されていない．
- 変化に注意して経過をみていくことも重要である．

はじめに

くも膜下出血は神経集中治療の最もよい適応のひとつと認識されています．ここでは電解質異常のうち特に頻度の多い低ナトリウム血症と高ナトリウム血症に注目し，現状のエビデンスを確認していきます．

Q　くも膜下出血の急性期における電解質異常にはどのようなものがありますか？

A　くも膜下出血はその発症直後から頭蓋内外のさまざまな合併症をひき起こすことは周知の事実ですが，電解質異常もそのひとつです[1]．特に低ナトリウム血症はその頻度も高く注意を要しますが[2]，一方で高ナトリウム血症も20〜30％程度の患者に生じるとされています[3]．近年，重症患者における高クロール血症と急性腎傷害の関連について注目されていますが，くも膜下出血においても類似の報告がなされています[4]．

低ナトリウム血症の原因は？

くも膜下出血の急性期における低ナトリウム血症の原因については表1にまとめています。**循環血液量の減少**、**抗利尿ホルモン不適合分泌症候群**（syndrome involving inappropriate secretion of antidiuretic hormone：SIADH）、**中枢性塩類喪失症候群**（cerebral salt-wasting syndrome：CSWS）、**糖質コルチコイド欠乏**、およびこれらの合併など、複数の要因が関与していると考えられています[5,6]。特にSIADHとCSWSはよく比較される病態で、両者の区別として血圧や中心静脈圧、尿量、口渇感が挙げられています[7]。しかし、血圧は降圧薬や鎮静薬の影響を非常に大きく受けるでしょうし、くも膜下出血の管理中に中心静脈圧をルーチンで測定することは推奨されているわけでもありません。くも膜下出血の経過中において循環血液量減少に対してはnormovolemiaを目標に輸液がなされることが多く、単に介入の結果を反映しているだけかもしれません。このようにSIADHとCSWSの両者の鑑別は非常に困難であることが考えられます。決してある時点での評価にこだわるのではなく、臨床経過や各種検査の継時的変化を考慮に入れながら評価することが重要なポイントです。

表1 くも膜下出血急性期において低ナトリウム血症をひき起こす原因

循環血液量の減少	
抗利尿ホルモン不適合分泌症候群（SIADH）	左記の病態の複数が
中枢性塩類喪失症候群（CSWS）	オーバーラップしていることもある
糖質コルチコイド欠乏	

SIADH：syndrome involving inappropriate secretion of antidiuretic hormone, CSWS：cerebral salt-wasting syndrome　　　　　　　　　　　（文献5, 6を参照して作成）

 ### 高ナトリウム血症の原因は？

くも膜下出血はくも膜下腔への出血の影響だけでなく、脳圧の上昇と脳灌流圧の低下による一過性の全脳虚血によるダメージが起きていることがわかっています[8]。これらが視床下核に及ぼしたダメージにより尿崩症の状態となり高ナトリウム血症をひき起こすとされています[9]。そのため、高ナトリウム血症はくも膜下出血発症後の比較的早期（おおよそ72時間以内、いわゆるearly brain injuryの時期）に起きることが多いとされています[9,10]。

> **Q** 低ナトリウム血症や高ナトリウム血症は転帰にどのような影響を及ぼしますか？

1. 低ナトリウム血症と転帰との関連

くも膜下出血の急性期における低ナトリウム血症と転帰の関連については2016年に13文献のシステマティックレビューが発表されています[11]。これによると，低ナトリウム血症は入院期間の延長や脳血管攣縮の発生との関連を認めたものの，神経学的転帰との関連については明確な結果が得られませんでした．そもそも低ナトリウム血症の定義には135 mEq/Lもしくは130 mEq/Lをカットオフとする研究が多いのが現状です．しかし，その定義が正しいかどうかはこれまで明確になっていません．日本の単施設後ろ向き研究がこの問題に対してアプローチを行っています[10]．多変量解析を用いてICU入院中の最低血清ナトリウム値が退院時の神経学的転帰と関連することを示したうえで，そのカットオフ値をreceiver operating characteristic曲線によって割り出したところ132 mEq/Lであったと報告しています．あくまで単施設後ろ向き研究であり抱えているlimitationは多いといわざるをえませんが，やはり血清ナトリウム低値への注意は必要といえます．

2. 高ナトリウム血症と転帰との関連

高ナトリウム血症と転帰との関連については，Journal of Intensive Care誌に掲載されたくも膜下出血のレビューにまとめられています（日本集中治療医学会の英文誌であり，オープンアクセスのため誰でも無料で閲覧可能です）[3]．ここからわかることは，①高ナトリウム血症と転帰との関連を調べた研究は低ナトリウム血症と比較すると少ない，②しかしながら，死亡率の上昇や神経学的転帰の悪化と濃厚な関連を認める，の2点といえます．高ナトリウム血症は145 mEq/Lまたは150 mEq/Lをカットオフ値とされることが多いですが，前述の低ナトリウム血症のカットオフについて検討した研究[10]は高ナトリウム血症の閾値についても同様のアプローチを行っており，この結果からも145 mEq/Lが妥当と考えてよさそうです．一方で，Wartenbergらは150 mEq/Lをカットオフとした際にも高ナトリウム血症は3ヵ月後の神経学的転帰に影響を与えなかったと報告しています[12]．この報告はコロンビア大学のneurologic ICUの576名の患者データを扱ったものであり非常に価値のある内容ではありますが，動脈瘤を認めた患者のうち約20％に動脈瘤への処置がなされていないことには解釈上の注意が必要といえます．

3. 低ナトリウム血症および高ナトリウム血症の神経学的転帰との関連の具体例

低ナトリウム血症，高ナトリウム血症の神経学的転帰への影響をもう少

し具体的に確認していくこととします．これから示すデータは筆者の施設の後ろ向き観察研究[10]の追加解析結果です．ICU 滞在中の血液ガスデータと同時に得られる血清ナトリウム値の記録を用いています．低ナトリウム血症，高ナトリウム血症のカットオフをそれぞれ 132 mEq/L，145 mEq/L とし，何らかのナトリウム異常を経験した患者群（dysnatremia 群）といずれのナトリウム異常も経験しなかった患者群（non-dysnatremia 群）に分けています．転帰については退院時の神経学的転帰不良率とし，modified Rankin Scale で 3～6（中等度の障害，中等度から重度の障害，重度の障害，死亡）を転帰不良と定義しています．131 名の患者のうち，何らかのナトリウム異常を経験し dysnatremia 群となったのは 86 名（65.6％）でした．表 2 は dysnatremia 群の内訳と各群における患者背景および神経学的転帰不良の発生率を示しています．dysnatremia 群のほうで神経学的転帰不良率が有意に高い結果となっていますが，重症度も有意に高くなっています（他に性差も認めています）．図 1 は年齢，性別，Hunt & Kosnik grade，動脈瘤の治療法の 4 つの背景因子での調整した場

表 2　non-dysnatremia 群と dysnatremia 群の背景因子および神経学的転帰の比較

因子		non-dysnatremia 群 n＝45	dysnatremia 群 n＝86	p 値
dysnatremia の内訳	低ナトリウム血症のみ 高ナトリウム血症のみ 両方	0（0） 0（0） 0（0）	46（53.5） 23（26.7） 17（19.8）	
年齢	＞65 歳	15（33.3）	43（50.0）	0.095
性別	男性	6（13.3）	31（36.0）	0.007
Hunt & Kosnik grade		2 [2, 3]	3 [2, 4]	＜0.001
動脈瘤への治療	クリッピング術 コイル塞栓術	12（26.7） 33（73.3）	21（24.4） 65（75.6）	0.833
退院時神経学的転帰	不良	7（15.6）	52（60.5）	＜0.001

カテゴリー変数は n（％），連続変数は中央値［25％四分位，75％四分位］で表示

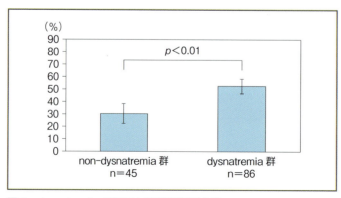

図 1　dysnatremia の有無と調整転帰不良率

合の転帰不良率を示していますが，調整を行ったとしても dysnatremia 群の転帰不良率は有意に高い結果となっています．やはり，低ナトリウム血症，高ナトリウム血症，いずれにも注意を払いながら予防に努め，発生した場合には速やかな対処が要求されます．

 低ナトリウム血症の治療や予防に効果的なものはありますか？

低ナトリウム血症の治療や予防については古くから観察研究，介入研究が報告されています．**フルドロコルチゾンやハイドロコルチゾン**についての研究が散見され，2016 年にステロイド（フルドロコルチゾン，ハイドロコルチゾン，メチルプレドニゾロン）についてのメタアナリシスが報告されています[13]．しかし，この中には現在では推奨されていない hypervolemic therapy が併用されていたり，低ナトリウム血症の原因別にアプローチがされていないといった問題点が見受けられます．また，これらのステロイドがナトリウムの尿中排泄を減少させるなどの一定の効果は示しながらも，最終的な神経学的転帰の改善には至っていません．いずれにしろこのメタアナリシスに含まれる 1 つの前向きコホート研究，6 つのランダム化比較試験はいずれも質が低いという問題点を抱えており，今後の研究が必要な領域のひとつです．

 高ナトリウム血症の治療や予防に効果的なものはありますか？

結論から述べると，くも膜下出血急性期の高ナトリウム血症の予防や治療についての報告は現在のところなされていません．通常の高ナトリウム血症のマネージメントとして自由水の投与を行ったり，もし尿崩症と診断した場合にはバソプレシンの投与で対処していくのが妥当と思われます．

 その他にナトリウム値について気をつけることはありますか？

近年，単にナトリウム値の高値・低値のみならず，その変動の大きさと神経学的転帰や症候性脳血管攣縮の発生との関連についての報告がなされています[14,15]．いずれも単施設後ろ向き観察研究であり因果関係については不明ですが，ナトリウム値の継時的変化を意識することは重要と考えます．

おわりに

　今回くも膜下出血の急性期におけるナトリウム異常に重点を置きましたが，他にもマグネシウムについても歴史的に多くの研究がなされてきています．本稿を通して，くも膜下出血が単に頭蓋内の疾患ではなく全身に影響を及ぼし，それらの管理の必要性を実感してもらえれば幸いです．

［文　献］

1 ）Schuiling WJ, Dennesen PJ, Rinkel GJ：Extracerebral organ dysfunction in the acute stage after aneurysmal subarachnoid hemorrhage. Neurocrit Care 3：1-10, 2005

2 ）Connolly ES Jr, Rabinstein AA, Carhuapoma JR et al；American Heart Association Stroke Council；Council on Cardiovascular Radiology and Intervention；Council on Cardiovascular Nursing；Council on Cardiovascular Surgery and Anesthesia；Council on Clinical Cardiology：Guidelines for the management of aneurysmal subarachnoid hemorrhage：a guideline for healthcare professionals from the American Heart Association/American Stroke Association. Stroke 43：1711-1737, 2012

3 ）Okazaki T, Kuroda Y：Aneurysmal subarachnoid hemorrhage：intensive care for improving neurological outcome. J Intensive Care 6：28, 2018

4 ）Sadan O, Singbartl K, Kandiah PA et al：Hyperchloremia Is Associated With Acute Kidney Injury in Patients With Subarachnoid Hemorrhage. Crit Care Med 45：1382-1388, 2017

5 ）Kao L, Al-Lawati Z, Vavao J et al：Prevalence and clinical demographics of cerebral salt wasting in patients with aneurysmal subarachnoid hemorrhage. Pituitary 12：347-351, 2009

6 ）Hannon MJ, Behan LA, O'Brien MM et al：Hyponatremia following mild/moderate subarachnoid hemorrhage is due to SIAD and glucocorticoid deficiency and not cerebral salt wasting. J Clin Endocrinol Metab 99：291-298, 2014

7 ）Smith DM, McKenna K, Thompson CJ：Hyponatraemia. Clin Endocrinol（Oxf）52：667-678, 2000

8 ）Macdonald RL, Schweizer TA：Spontaneous subarachnoid haemorrhage. Lancet 389：655-666, 2017

9 ）Beseoglu K, Etminan N, Steiger HJ et al：The relation of early hypernatremia with clinical outcome in patients suffering from aneurysmal subarachnoid hemorrhage. Clin Neurol Neurosurg 123：164-168, 2014

10）Okazaki T, Hifumi T, Kawakita K et al：Target Serum Sodium Levels During Intensive Care Unit Management of Aneurysmal Subarachnoid Hemorrhage. Shock 48：558-563, 2017

11）Mapa B, Taylor BE, Appelboom G et al：Impact of Hyponatremia on Morbidity, Mortality, and Complications After Aneurysmal Subarachnoid Hemorrhage：A Systematic Review. World Neurosurg 85：305-314, 2016

12）Wartenberg KE, Schmidt JM, Claassen J et al：Impact of medical complications on outcome after subarachnoid hemorrhage. Crit Care Med 34：617-623, 2006

13）Mistry AM, Mistry EA, Ganesh Kumar N et al：Corticosteroids in the Management of Hyponatremia, Hypovolemia, and Vasospasm in Subarachnoid Hemorrhage：A Meta-Analysis. Cerebrovasc Dis（Basel, Switzerland）42：263-271, 2016

14）Bales J, Cho S, Tran TK et al：The Effect of Hyponatremia and Sodium Variability on Outcomes in Adults with Aneurysmal Subarachnoid Hemorrhage. World Neurosurg 96：340-349, 2016

15）Uozumi Y, Mizobe T, Miyamoto H et al：Decreased serum sodium levels predict symptomatic vasospasm in patients with subarachnoid hemorrhage. J Clin Neurosci 46：118-123, 2017

特集 エキスパートに学ぶ神経集中治療

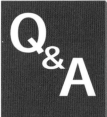

アドバンス編

くも膜下出血における遅発性脳虚血の予防および治療

JA広島総合病院 救急・集中治療科，奈良県総合医療センター 集中治療部
櫻谷正明

Key words 脳血管攣縮，遅発性脳虚血，euvolemia，induced hypertension

point

▶ 遅発性脳虚血はくも膜下出血後 4～14 日以内に起こりやすい合併症である．

▶ 重症度が高い，くも膜下腔の血腫量が多いほど遅発性脳虚血のハイリスクである．

▶ 予防的に hypervolemia や hypertension は勧められないが，遅発性脳虚血が起こった場合には輸液負荷や人為的高血圧を行う．

Q 遅発性脳虚血とはどのようなものですか？

A くも膜下出血（subarachnoid hemorrhage：SAH）とは非常に重篤な疾患であり，かつ救急医や集中治療医にとっては比較的コモンな疾患の一つです．24 時間以内の死亡はおよそ 1/4 で，30 日死亡は半数弱にも及び，後遺症なく退院できる割合は SAH 患者のおよそ 30％といわれています[1,2]．SAH による脳障害には大きく分けて，早期脳損傷（early brain injury：EBI）と遅発性脳虚血（delayed cerebral ischemia：DCI）があり，後遺症なく退院できるかは EBI と DCI による障害をいかに避けるかにかかっています．

EBI は SAH 発症後の 72 時間以内に生じる急性期の脳障害のことで，炎症や血管内皮障害，頭蓋内圧（intracranial pressure：ICP）上昇から脳灌流圧が低下し脳虚血に至るものです[3]．動脈瘤破裂による SAH の場合，再破裂を起こすと死亡率は 70％以上に及ぶといわれており[4]，まず再破裂を防ぐことが求められます．最初の 24 時間以内の再破裂は 3～4％と高く，鎮痛管理，血圧管理を行い，なるべく早期にクリッピングやコイル塞栓術を行ったほうがよいとされています[5]．

EBI の時期が過ぎると，次は DCI に注意が必要です．脳血管攣縮は画像で確認された脳血管の攣縮で，DCI は意識レベルの低下（GCS 2 点以上の低下）や新規の巣症状が 1 時間以上持続する場合と定義されていますが[6]，

DCI の診断に脳血管攣縮の確認は必須ではありません．DCI には脳血管攣縮のほか，微小血管収縮や微小血栓，皮質拡延性抑制（cortical spreading depression：CSD）などが関係しているといわれています．動脈瘤破裂によるくも膜下出血患者に血管造影を行うと，およそ 70％に脳血管攣縮が認められ，くも膜下出血患者の 20〜30％が DCI を発症するといわれています．典型的にはくも膜下出血発症 4 日以降から起こり，7〜8 日でピークに達し，14 日間程度そのリスクが続くとされています．いったん，DCI を起こすと治療が困難なことが多く，まず予防することが重要です．

Q どのような患者が遅発性脳虚血の高リスクでしょうか？

A DCI はくも膜下出血の重症度やくも膜下腔の血腫量と関係していると考えられています[7]．くも膜下出血の重症度[*1] は Hunt & Hess grading scale や WFNS grading scale で表され（**表 1**），いずれも**重症度が高いほど神経学的予後不良であり，DCI リスクも高い**と考えられています．また，**くも膜下腔の血腫量が多い場合も高リスク**と考えられており，この観点から DCI リスクを予測する分類が Fisher 分類です（**表 2**）．Group 1〜3 はくも膜下腔の血腫量による分類で，高いほど DCI リスクも高いとされております．一方で，Group 4 はくも膜下腔の血腫はなく，脳実質や脳室内に血腫を認めるもので，DCI リスクは高くないと考えられています．その後，Claassen らが脳室内出血も DCI と関連していると報告し，2006 年には Frontera らがそれらを踏まえ modified Fisher scale を発表しました（**表 2**）．Fisher 分類は Group 4 が最も重症ではなく解釈が難

*1 Hunt & Hess 分類（もしくは Hunt & Kosnik 分類）は広く普及している分類であるが，記述所見の解釈に差が出るともいわれている．WFNS 分類は GCS と失語や片麻痺の有無を合わせて評価する分類で，前述の分類よりも客観的という意見もある．

表 1 くも膜下出血の重症度スケール

• Hunt & Hess grading scale

Grade	神経症状
1	無症状，軽度の頭痛，項部硬直
2	中等度から重度の頭痛，項部硬直，脳神経麻痺以外の神経脱落所見なし
3	傾眠，混乱傾向，軽度の巣症状あり
4	混迷，中等度以上の片麻痺あり，除脳硬直や自律神経症状を伴うこともある
5	昏睡，除脳硬直，瀕死の様相を呈する

• WFNS grade

Grade	GCS	神経症状（片麻痺もしくは失語）
I	15	なし
II	14〜13	なし
III	14〜13	あり
IV	12〜7	有無は問わない
V	6〜3	有無は問わない

（文献 8，9 を参照して作成）

表2　くも膜下出血患者における脳血管攣縮のリスク評価のための分類

• Fisher scale

Group	
1	くも膜下腔に血腫を認めない
2	びまん性にくも膜下出血を認めるが，凝結塊や大脳半球間裂，島槽，迂回槽に1mm以上の厚さのくも膜下出血を認めない
3	くも膜下腔に限局した凝結塊を認めるか，大脳半球間裂，島槽，迂回槽に1mm以上の厚さの血腫を認める
4	テント状くも膜下腔に有意の出血はみられないが，脳内もしくは脳室内に血腫を認める

• modified Fisher scale

Group	くも膜下出血	脳室内出血
0	なし	なし
1	局所 or びまん性に薄い	なし
2	局所 or びまん性に薄い	あり
3	局所 or びまん性に厚い	なし
4	局所 or びまん性に厚い	あり

（文献10, 11を参照して作成）

しいのですが，modified Fisher分類では点数が大きいほどDCIリスクが高く，modified Fisher scaleの方が従来のFisher分類よりDCIリスクと関連していることが報告されています[11]．さらに，脳室だけではなく脳実質内出血もDCIのリスクとなりうるという報告もあります[12]．

　意識レベルが悪い，くも膜下腔の血腫量が多い（脳室内や脳実質内にも血腫を伴う）患者はDCIの高リスクであり注意が必要です．

Q 輸液管理をどうするか？　トリプルH療法は行うべきでしょうか？

A 輸液多めで血圧高めというトリプルH療法（Hypertension, Hypervolemia, Hemodilution）は脳血管攣縮の予防に一般的な管理方法だったと思います．しかしながらトリプルH療法に関する4つの前向き比較研究（n＝488）のメタ解析ではDCIを減少させることはできず，死亡リスクを増加させるという報告もあり[13]，**トリプルH療法をルーチンに行うことは推奨されないでしょう**．特に，Hypervolemiaは肺水腫などの合併症とよく関係していることが報告され，Hemodilutionは至適な目標値がはっきりしておらず酸素供給量の低下から脳虚血を悪化させる可能性もあります．脳血管攣縮の管理においては，血圧管理が最も重要とする意見もありますが，予防的に行うには根拠が乏しいです．特にたこつぼ型心筋症[*2]や心機能低下症例では後負荷の増大には注意が必要です．

　くも膜下出血後のDCI予防におけるhypervolemiaとeuvolemiaを比較

*2 身体的・精神的ストレスを契機として起こる一過性の心筋障害であり，くも膜下出血患者の0.8％に起こるという報告もある[14]．

したRCTでは，予防的にhypervolemiaとする介入群において脳血管攣縮には差がなく神経学的予後は改善せず，一方で，医療費や肺水腫などの合併症を増加させました[15]．hypovolemiaは脳血流を低下させる可能性があり回避しなければなりませんが，hypervolemiaになりすぎないようにeuvolemiaを目指した管理を行います．一般的には，マイナスバランスにならないような水分管理を行うことが多いと思いますが，多すぎるプラスバランスが神経学的予後不良であることは報告されており[16〜18]，体液量が適切かどうかモニタリングを行い評価する必要があります．**脳への酸素供給量（酸素含有量×心拍出量）を維持することが大切**で，前負荷が減少し心拍出量が低下することは避けなければなりませんが，輸液投与で心拍出量が増加しない場合は過剰輸液である可能性があり，合併症を増やしかえって有害な可能性があります．

Q 遅発性脳虚血は予防できますか？

前項のとおりくも膜下出血後にDCIを起こすことは30%程度と報告されています．まずは，**euvolemiaを目指した管理を行うこと**が重要です．体液管理に経肺熱希釈法が有効という報告もありますが，モニタリングに絶対的な指標はなく，少なくともhypovolemiaにはならないようにさまざまな情報やモニタリングを駆使して行っているのが現状だと思います．

　次に薬物療法について述べます．**欧米のガイドラインでDCI予防として唯一推奨されている薬剤がニモジピン**です[5]．RCT[19]やメタ解析[20]においてDCIの減少や神経学的予後の改善が報告されています．しかしながらニモジピンとプラセボ投与の比較について，血管造影を行ったところ脳血管攣縮には差がなかったという報告もあり[19]，血管造影ではわからない微小血管攣縮の改善や神経保護作用を示唆する意見もあります．しかしながら，ニモジピンは日本では使用することができず，ニモジピンと同じL-typeジヒドロピリジン系カルシウム拮抗薬であるニカルジピンで代用されることが多いです．前述のメタ解析では，**ニモジピン以外のカルシウム拮抗薬では神経学的予後の改善には統計学的有意差がありませんでした**[20]．現状では欧米でも日本のガイドラインにおいても，ニモジピン以外のカルシウム拮抗薬は推奨されていません[5, 21]．日本のガイドラインにおいて推奨されている薬物にはファスジルやオザグレルがあります[21]．いずれも日本国内で行われたRCTでDCIの発生が減少したと報告されていますが，海外での報告はなく欧米のガイドラインには記載されていません．他にもスタチン，シロスタゾールなどが使用されうると思いますが，いずれも有効性を示唆する十分な根拠はありません．

遅発性脳虚血を早期診断するためには何ができるでしょうか？

くも膜下出血患者の70％に脳血管攣縮を起こし，DCIや脳梗塞につながると考えられています．つまり無症候性脳血管攣縮の時点で発見できれば，症候性脳血管攣縮を早期に同定できるかもしれません．また早期に治療できれば脳梗塞に至らずにすむ可能性もあり，早期発見・早期介入が望ましいです．

ベッドサイドで行うことができるモニタリングとして，経頭蓋カラードプラ法（transcranial color flow imaging：TCCFI）があります．詳細については，ベーシック編Q&A p579を参照ください．**TCCFIはガイドラインにおいても脳血管攣縮のモニタリングとして推奨されています**[6]．TCCFIでの血流速度の増加は脳血管攣縮を疑う所見です．血流速度が増加しているという情報を共有することで，血管内容量を再評価したり，神経所見をより頻回に確認するなど行動変容につながるため，非常に重要な情報だと思います．**TCCFIによる評価が困難な場合は，computed tomographic angiography（CTA）を行うことも有用です**．DCI高リスク患者ではくも膜下出血発症4日後と8日後に，低リスク患者では8日後にCTAを行い，いずれの時点でも脳血管攣縮を認めなければ，DCIを起こす可能性は低いという意見もあります[22]．

また，**DCIは非常に多彩な症状を呈します**．意識レベル低下（GCS 2点以上）のほか，血圧上昇，頭痛，半身麻痺，失語症，半盲，無視，せん妄などがあり，**ちょっとした異常でもDCIを想起することが重要です**．当然ながらこのような症状は動脈瘤の再破裂，水頭症，髄膜炎やそれ以外の感染症，非痙攣性てんかん重積の可能性があり，鑑別が必要です．

脳血管攣縮のモニタリングを行い，特に高リスク症例やDCIを起こしやすい時期は，神経症状のフォローをしっかりと行い，早期介入につなげることが重要です．看護師を含めチームで診療にあたる必要があります．

 遅発性脳虚血が起こった後の対応はどうすればよいでしょうか？

前述の予防管理を行ったとしても，DCIは発症します．ベッドサイドでまずできることとして，①**輸液ボーラス**，②**昇圧**があります（表3，First Line Therapy）．予防的にはhypertensionやhypervolemiaは推奨されませんが，DCI発症後の治療は別です．神経学的異常をきたした患者に対して生理食塩水のボーラス投与や血管収縮薬（ノルアドレナリン，ドパミン，フェニレフリン）の投与はいずれも脳血流量を増加させ，脳の酸素化を改善したと報告されています．輸液負荷も神経学的異常をきたした原因が動脈瘤の再破裂である可能性もあり，人為的高血圧は頭部CTで

表3 DCIのマネージメント

	内容
First Line Therapy	人為的高血圧（収縮期 160～220 mmHg）
	循環血液量の最適化
Rescue Therapy 1	血管内治療（バルン拡張，薬物動注）
	心拍出量増加（CI>4.0 L/min/m²）
	ヘモグロビンの最適化（Hb>8.0 g/dL）
Rescue Therapy 2	低体温
	ニカルジピン髄注
	高張食塩水
	IABP, Aortic Flow Diversion

（文献22を参照して作成）

出血が否定されるまでは行いにくいかもしれませんが，輸液負荷は行いやすい介入です．過剰な輸液を行うという意味ではなく，輸液反応性がないと断定できない状態であれば，試みるということです．**輸液負荷を行った後は心拍出量の増加や神経所見の改善をモニタリングし，必要に応じて繰返すこともあります．**

一方で，人為的高血圧はいくつか注意点があります．少なくとも昇圧する前に「手技の確実さ」「未破裂脳動脈瘤がないかどうか」など**脳外科医にも確認した方がよいでしょう．**当然ですが，心機能低下症例では後負荷の増大に注意する必要があります．目標血圧の上限は，脳灌流圧120 mmHg，平均血圧 140 mmHg，収縮期血圧 220 mmHg というエキスパートオピニオンもあります[22]．当院では神経所見の改善をみながら，ノルアドレナリンを投与し，平均血圧を 5 mmHg 程度ずつ増加させていきます．人為的高血圧については，1970年代後半より症例報告がされるようになりましたが，神経学的予後の改善効果を示した RCT はまだありません．いつまで行うかについてもよくわかっておらず，神経所見の改善を確認してから 24～48 時間程度は血圧を維持し，徐々に漸減していくという意見もあります[22]．その他，表3のような Rescue therapy を行っていきますが，施設によりその戦略には差があるかもしれません．

DCI を同定した後は，まずは輸液負荷を行い，CT で頭蓋内出血がないことを確認し人為的高血圧を検討します．救急・集中治療医だけではなく，脳外科との協力も必要不可欠です．

［文　献］

1 ）Broderick JP, Brott TG, Duldner JE et al：Initial and recurrent bleeding are the major causes of death following subarachnoid hemorrhage. Stroke 25：1342-1347, 1994

2 ）Tidswell P, Dias PS, Sagar HJ et al：Cognitive outcome after aneurysm rupture：relationship to aneurysm

site and perioperative complications. Neurology 45：875-882, 1995

3 ） Rowland MJ, Hadjipavlou G, Kelly M et al：Delayed cerebral ischaemia after subarachnoid haemorrhage：looking beyond vasospasm. Br J Anaesth 109：315-329, 2012

4 ） Naidech AM, Janjua N, Kreiter KT et al：Predictors and impact of aneurysm rebleeding after subarachnoid hemorrhage. Arch Neurol 62：410-416, 2005

5 ） Connolly ES Jr, Rabinstein AA, Carhuapoma JR et al；American Heart Association Stroke Council；Council on Cardiovascular Radiology and Intervention；Council on Cardiovascular Nursing；Council on Cardiovascular Surgery and Anesthesia；Council on Clinical Cardiology：Guidelines for the management of aneurysmal subarachnoid hemorrhage：a guideline for healthcare professionals from the American Heart Association/American Stroke Association. Stroke 43：1711-1737, 2012

6 ） Vergouwen MD, Vermeulen M, van Gijn J et al：Definition of delayed cerebral ischemia after aneurysmal subarachnoid hemorrhage as an outcome event in clinical trials and observational studies：proposal of a multidisciplinary research group. Stroke 41：2391-2395, 2010

7 ） Kassell NF, Sasaki T, Colohan AR et al：Cerebral vasospasm following aneurysmal subarachnoid hemorrhage. Stroke 16：562-572, 1985

8 ） Hunt WE, Hess RM：Surgical risk as related to time to time in the repair of intracranial aneurysms. J Neurosurg 28：14-20, 1968

9 ） Report of World Federation of Neurological Surgeons Committee on a Universal Subarachnoid Hemorrhage Grading Scale. J Neurosurg 68：985-986, 1988

10） Fisher CM, Kistler JP, Davis JM：Relation of cerebral vasospasm to subarachnoid hemorrhage visualized by computerized tomographic scanning. Neurosurgery 6：1-9, 1980

11） Frontera JA, Claassen J, Schmidt JM et al：Prediction of symptomatic vasospasm after subarachnoid hemorrhage：the modified fisher scale. Neurosurgery 59：21-27, 2006

12） Platz J, Güresir E, Wagner M et al：Increased risk of delayed cerebral ischemia in subarachnoid hemorrhage patients with additional intracerebral hematoma. J Neurosurg 126：504-510, 2017

13） Treggiari MM, Walder B, Suter PM et al：Systematic review of the prevention of delayed ischemic neurological deficits with hypertension, hypervolemia, and hemodilution therapy following subarachnoid hemorrhage. J Neurosurg 98：978-984, 2003

14） Bhatnagar V, Manikandan S：Takotsubo cardiomyopathy in aneurysmal subarachnoid haemorrhage. Indian J Anaesth 58：233-235, 2014

15） Egge A, Waterloo K, Sjøholm H et al：Prophylactic hyperdynamic postoperative fluid therapy after aneurysmal subarachnoid hemorrhage：a clinical, prospective, randomized, controlled study. Neurosurgery 49：593-605, 2001

16） Martini RP, Deem S, Brown M et al：The association between fluid balance and outcomes after subarachnoid hemorrhage. Neurocrit Care 17：191-198, 2012

17） Sakr Y, Dünisch P, Santos C et al：Poor outcome is associated with less negative fluid balance in patients with aneurysmal subarachnoid hemorrhage treated with prophylactic vasopressor-induced hypertension. Ann Intensive Care 6：25, 2016

18） Kissoon NR, Mandrekar JN, Fugate JE et al：Positive Fluid Balance Is Associated With Poor Outcomes in Subarachnoid Hemorrhage. J Stroke Cerebrovasc Dis 24：2245-2251, 2015

19） Petruk KC, West M, Mohr G et al：Nimodipine treatment in poor-grade aneurysm patients. Results of a multicenter double-blind placebo-controlled trial. J Neurosurg 68：505-517, 1988

20） Dorhout Mees SM, Rinkel GJ, Feigin VL et al：Calcium antagonists for aneurysmal subarachnoid haemorrhage. Cochrane Database Syst Rev 3：CD000277, 2007

21） 日本脳卒中学会 脳卒中ガイドライン委員会 編："脳卒中治療ガイドライン2015" 協和企画, 2015

22） Francoeur CL, Mayer SA：Management of delayed cerebral ischemia after subarachnoid hemorrhage. Crit Care 20：277, 2016

特集 エキスパートに学ぶ神経集中治療

トピックス編—その常識は正しいか？—

敗血症性関連脳障害って何？

山口大学大学院医学系研究科 救急・総合診療医学講座 藤田　基，小田泰崇，鶴田良介

Key words 敗血症，急性脳機能障害，せん妄，昏睡

point

▶ 敗血症関連脳障害（sepsis-associated brain dysfunction）は，感染による全身性炎症反応の結果として生じた急性脳機能障害である．

▶ 敗血症関連脳障害の症状は主に昏睡またはせん妄として現れ，昏睡のほうがより重篤である．

▶ 敗血症関連脳障害は ICU に入室した敗血症患者の 40～50% 前後に生じ，転帰を悪化させる．

▶ 基礎研究における敗血症関連脳障害の病態は，全身性炎症モデルにおける脳内の変化をとらえたものである一方，臨床研究では敗血症関連脳障害と臨床的に診断された患者における病態を示している．

▶ 敗血症関連脳障害の治療は，敗血症の治療がメインであり，それに加えせん妄を含む急性脳機能障害に対する対症療法を行う．

Q 敗血症関連脳障害の概念について教えてください

A 敗血症関連脳障害（sepsis-associated brain dysfunction）は，感染による全身性炎症反応の結果として生じた**急性脳機能障害**と考えられており[1]，我が国では敗血症性脳症（septic encephalopathy）あるいは敗血症関連脳症（sepsis-associated encephalopathy）の用語が一般的に用いられています．敗血症関連脳障害の症状は主に**昏睡**または**せん妄**として現れ[2]，昏睡のほうがより重篤です（**図1**）．敗血症関連せん妄（sepsis-associated delirium）も用いられますが，狭義には敗血症関連脳障害におけるせん妄を示しているといえます．

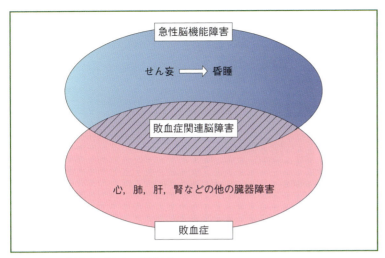

図1 敗血症関連脳障害の概念図
急性脳機能障害は，せん妄または昏睡として現れ，昏睡のほうがより重篤である．敗血症によって生じた急性脳機能障害を敗血症関連脳障害という．図の斜線部分は敗血症関連脳障害を示す．

Q 敗血症関連脳障害とせん妄の違いについて教えてください

A せん妄とは，身体の疾患・中毒によってひき起こされる，急性変動のある意識および認知機能の障害と定義されており[3]，急性脳機能障害が症状として表出したものと考えられています[4]．急性脳機能障害をひき起こす原因はさまざまであり，敗血症もその一つです[2]．ICUにおけるせん妄は，他の重要臓器障害と同様に急性発症する脳の機能障害，すなわち，**多臓器障害の一分症**と考えられています[5]．ICUにおけるせん妄は，ICU患者の転帰を増悪させることが知られており，またthe Confusion Assessment Method for the Intensive Care Unit（CAM-ICU）[6]や，Intensive Care Delirium Screening Checklist（ICDSC）[7]といった診断ツールの普及に伴い，近年注目されています．

急性脳機能障害と敗血症関連脳障害の関係を図1に示します．急性脳機能障害は，せん妄または昏睡として現れ，敗血症によって生じた急性脳機能障害が敗血症関連脳障害となります．したがって，敗血症関連脳障害はせん妄，昏睡といった**急性脳機能障害に包括される概念**といえます．

敗血症患者にせん妄が生じた場合，臨床的にはその原因が敗血症によるものか，敗血症に起因しないせん妄なのかの**区別はつきません**．したがって，敗血症関連脳障害の診断フローチャート（**図2**）にあるように，敗血症患者において昏睡やせん妄といった急性脳機能障害の症状が出現した場合を敗血症関連脳障害と診断します．

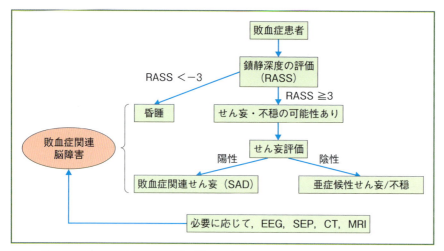

図2 敗血症関連脳障害の診断フローチャート
RASS：Richmond Agitation-Sedation Scale, SAD：sepsis-associated delirium, EEG：electroencephalogram, SEP：sensory evoked potential, CT：computed tomography, MRI：magnetic resonance imaging. （文献5を参照して作成）

 敗血症関連脳障害の発生頻度は，母集団および定義によりどのように異なるのか教えてください

敗血症関連脳障害の発生頻度について，母集団およびその診断方法により大きく差を認めます．敗血症の診断および，せん妄などの急性脳機能障害の評価が確立していない時期の多施設研究では，敗血症と診断された患者の23％（307/1,333症例）に敗血症関連脳障害を認めたと報告されています[8]．Sepsis1.0が普及してからの報告では，鎮静されてない重症敗血症患者において，ICU入室時にGlasgow Coma Scale（GCS）＜15の意識障害を認める患者を敗血症関連脳障害と診断した場合，その54％に敗血症関連脳障害を認めたと報告されています[9]．フランスの12施設のICU入室患者の前向きデータベースを後方視的に解析した報告でも，ICU入室時にGCS＜15の意識障害を認める，もしくは，診療記録からせん妄の所見を認める場合に敗血症関連脳障害と診断すると，53％（1,341/2,513症例）に敗血症関連脳障害を認めたと報告しています[10]．CAM-ICUを用いて敗血症関連脳障害の診断を行った報告では，Sepsis1.0で敗血症と診断した症例の42.3％（74/175例）[11]，重症敗血症/敗血症性ショックの患者の50％（26/52症例）[12]に，敗血症関連脳障害が認められています．したがって，ICUに入室した敗血症患者の40～50％前後に敗血症関連脳障害が生じうるといえます．

敗血症関連脳障害の転帰について教えてください

敗血症関連脳障害の転帰は，敗血症の改善に伴い回復する一過性のものから，不可逆性の脳障害を呈するものまであります．敗血症関連脳障害を合併すると，敗血症の転帰は有意に悪化することが知られています．敗血症関連脳障害の死亡率は敗血症の死亡率と比較して約2倍（49% vs 26%）高く[8]，さらに，GCS 3〜8の重い意識障害を有する敗血症関連脳障害の死亡率は63%に上昇すると報告されています[9]．Sonneville らは，患者背景調整した後でもGCS 13〜14点の軽度意識障害が死亡の独立した関連因子であったと報告しています[10]．

 敗血症関連脳障害の病態を理解するうえで注意すべきことを教えてください

敗血症関連脳障害の病態は完全には解明されていません[13]が，基礎研究，臨床研究においていくつかの機序が報告されています（図3）．ただし，基礎研究と臨床研究でその病態に対するアプローチの仕方が異なっていますので，そこを理解しておく必要があります．

基礎研究では，神経炎症[14〜16]，酸化ストレス傷害[17〜20]，血液脳関門（blood-brain barrier：BBB）の破綻[15,16,21〜24]，脳血管自動調節能障害[25,26]，神経伝達障害[27〜33]，ミトコンドリア機能障害[17,34〜36]，神経細胞

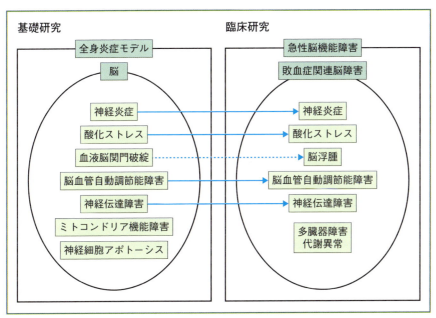

図3 **基礎研究および臨床研究における敗血症関連脳障害の病態へのアプローチの違い**
基礎研究では，全身炎症モデルにおける脳内の現象をとらえており，意識障害や意識変容の評価は十分にされていないことが多い．臨床研究では，急性脳機能障害としての敗血症関連脳障害と診断された症例についての検討が行われている．

のアポトーシス[37〜39]などが生じると報告されています．ここで注意すべき点は，基礎研究においては，エンドトキシン血症モデルや盲腸結紮穿孔モデルといった全身性炎症モデルにおける脳内での解剖学的，生理学的変化を捉えたものがほとんどであり，せん妄などの「意識変容」や「意識障害」の証明ができていません．

　一方，臨床研究では，敗血症関連脳障害と診断された患者において，神経炎症[40,41]や，酸化ストレス傷害[42]，脳浮腫[43]，脳血管自動調節能障害[44,45]，神経伝達障害[46,47]が確認されています．臨床研究では，敗血症関連脳障害患者の髄液中のサイトカイン[40,41]や酸化ストレスマーカー[42]の上昇，頭部MRIでの脳の器質的変化[43]，経頭蓋ドプラによる脳血管の反応性[44,45]など，画像上の変化や生理学的な変化により，病態をとらえています．また，臨床研究では，他の臓器障害や代謝異常が敗血症関連脳障害の発生に関与することも報告されています．Sonnevilleらは，フランスの13施設のICUデータから，急性腎不全の合併，低血糖，高血糖，高炭酸ガス血症，高ナトリウム血症が敗血症関連脳障害の独立した関連因子であったと報告しています[10]．したがって，敗血症関連脳障害の病態は単に炎症が中枢神経系に波及しただけではなく，他臓器の障害など全身状態にも影響を受けることが考えられます．

　基礎研究における敗血症関連脳障害の病態は，全身性炎症モデルにおける脳内の変化をとらえたものである一方，臨床研究では敗血症関連脳障害と臨床的に診断された患者におけるさまざまな変化を捉えており，両者のアプローチの違いを理解しておく必要があるといえます．

Q 敗血症関連脳障害の診断における検査の有用性について教えてください

　敗血症関連脳障害の診断は図2に示すように，敗血症と診断した後に急性脳機能障害の有無を把握することで診断します[5]．したがって，昏睡やせん妄といった精神状態の変化を監視することが重要になります．脳波検査や，頭部MRI検査，脳血管自動調節能の評価は有用かもしれません[48]．

　敗血症関連脳障害の脳波（electroencephalogram：EEG）パターンは，正常，過度のθ（4〜8Hz）波，有意なδ（＜4Hz）波，三相波，平坦（suppression）あるいは群発-抑制（burst-suppression）の5段階に分類されます[49]．EEGは敗血症関連脳障害の進行に伴いびまん性の徐波化を認め，さらに進行すると三相波や群発-抑制を経てついには平坦化し，敗血症関連脳障害の重症度とよく相関すると報告されています[49,50]．

　頭部MRIにおける敗血症関連脳障害の特徴的所見は，フレアー強調像での大脳皮質下白質の高信号域です．血管原性浮腫の所見と一致することから，血液脳関門の障害との関連が推定されており，白質病変の重症度は

GOS と相関することが報告されています[43]．

　脳血管自動調節能の評価についてはいくつかの報告があります．敗血症患者23人を対象に経頭蓋ドプラ超音波法を用いて脳血管自動調節能を測定した報告では，敗血症関連脳障害の有無と脳血流速度に相関関係を認めませんでしたが，敗血症関連脳障害をもつ患者では脳血管自動調節能が有意に低下しており，この脳血管自動調節能の障害は血清C反応蛋白（CRP）と有意に相関していました[44]．重症敗血症および敗血症性ショック患者30人を対象とした同様の報告では，重症敗血症あるいは敗血症性ショックと診断後1日目に60％，2日目59％，3日目41％，4日目46％の患者に脳血管自動調節能の障害を認め，1日目の脳血管自動調節能障害は4日目の敗血症関連脳障害罹患と有意に相関していました[45]．この報告では敗血症関連脳障害の発症は76％であったことから，多数の患者で発症初期から脳血管自動調節能の障害を認めたことになります．このように，脳血管自動調節能の障害は敗血症関連脳障害発症機序の一つと推定されています．しかしながら，どちらの報告も症例数が少ないため，今後のデータの蓄積が望まれます．

　敗血症関連脳障害におけるバイオマーカーについては，脳損傷のマーカーである血清 neuron specific enolase（NSE）やS100蛋白が上昇すると報告されています[51,52]が，臨床的重症度や転帰との関連については否定的な報告もあり，日常検査としては推奨されません．

Q 敗血症関連脳障害の治療について教えてください

敗血症関連脳障害に対する特定の治療法は確立されておらず，**原疾患である敗血症の治療が最も重要**といえます．これに加え，急性脳機能障害に対する対症療法が中心となります[1]．その中で，現在効果が確認されているものとして，非ベンゾジアゼピン系鎮静薬の使用[47,53,54]，早期リハビリテーションの開始[55]，睡眠の質の向上[53]が挙げられます．また，薬物治療として，スタチン[56]およびオレキシン受容体拮抗薬であるスボレキサント[57]のせん妄抑制効果が期待されています．

　ICU患者の鎮静において，ベンゾジアゼピン系鎮静薬であるロラゼパムはせん妄発生の危険因子であると報告されています[54]．また，デクスメデトミジンとロラゼパムの効果を比較検討した報告では，デクスメデトミジンを使用したほうが，有意にせん妄の発生率が低く，人工呼吸期間が短く，非ベンゾジアゼピン系薬物の有用性が示されています[47]．

　敗血症患者15％含む人工呼吸管理された患者104人を対象に，早期からリハビリテーションを行う群と，リハビリテーションの指示があったときに行う群で比較したところ，早期リハビリ群ではせん妄期間は有意に短く，人工呼吸器フリー日数は長いと報告されています[55]．また，早期リハビリ群では退院時の運動機能の回復率は高く，その期間も短縮しまし

た．運動機能の回復だけでなくせん妄の発症も抑制することから，リハビリテーションの重要性はますます高まっており，「日本版・痛み不穏せん妄管理ガイドライン」においても推奨されています[53]．

　せん妄の発症メカニズムに神経炎症が関与すると推定されていることから，抗炎症作用を有するスタチンが ICU せん妄の抑制に効果があるかが検討されています．Morandi らは，ICU でスタチンを内服した敗血症患者では，せん妄の発症は有意に低下しましたが，非敗血症患者ではその効果は認めず，またスタチンの中断はせん妄を増加させたと報告しています[56]．スタチンによるせん妄予防の可能性が示唆されており，今後のデータの蓄積が望まれます．

　睡眠障害とせん妄の関連から，せん妄の予防のために「日本版・痛み不穏せん妄管理ガイドライン」においては，睡眠の質の向上を図ることが推奨されています[53]．Hatta らは，ICU もしくは急性期病棟に緊急入院した65〜89 歳の患者を対象に，オレキシン受容体拮抗薬であるスボレキサントの無作為化臨床試験を行い，スボレキサント投与群では有意にせん妄の発生率が低かったこと（スボレキサント投与群 0%，プラシボ群 17%，p=0.011）を報告しています[57]．この報告は症例数が少ないですが，スタチン同様スボレキサントによるせん妄予防の可能性が示唆されたといえます．今後，敗血症患者においても同様な結果が得られるかが注目されます．

［文　献］

1 ）Iacobone E, Bailly-Salin J, Polito A et al：Sepsis-associated encephalopathy and its differential diagnosis. Crit Care Med 37：S331-S336, 2009

2 ）Williams ST：Pathophysiology of encephalopathy and delirium. J Clin Neurophysiol 30：435-437, 2013

3 ）Association AP：Diagnostic and statistical manual of mental disorders：DSM-5. American Psychiatric Association, Washington, DC, 2013

4 ）European Delirium Association and American Delirium Society：The DSM-5 criteria, level of arousal and delirium diagnosis：inclusiveness is safer. BMC Med 12：141, 2014

5 ）Tsuruta R, Oda Y：A clinical perspective of sepsis-associated delirium. J Intensive Care 4：18, 2016

6 ）Ely EW, Margolin R, Francis J et al：Evaluation of delirium in critically ill patients：validation of the Confusion Assessment Method for the Intensive Care Unit（CAM-ICU）. Crit Care Med 29：1370-1379, 2001

7 ）Bergeron N, Dubois MJ, Dumont M et al：Intensive Care Delirium Screening Checklist：evaluation of a new screening tool. Intensive Care Med 27：859-864, 2001

8 ）Sprung CL, Peduzzi PN, Shatney CH et al：Impact of encephalopathy on mortality in the sepsis syndrome. The Veterans Administration Systemic Sepsis Cooperative Study Group. Crit Care Med 18：801-806, 1990

9 ）Eidelman LA, Putterman D, Putterman C et al：The spectrum of septic encephalopathy. Definitions, etiologies, and mortalities. JAMA 275：470-473, 1996

10）Sonneville R, de Montmollin E, Poujade J et al：Potentially modifiable factors contributing to sepsis-associated encephalopathy. Intensive Care Med 43：1075-1084, 2017

11）Feng Q, Ai YH, Gong H et al：Characterization of Sepsis and Sepsis-Associated Encephalopathy. J Intensive Care Med 2017 Jan 1：885066617719750. doi：10.1177/0885066617719750.［Epub ahead of print]

12) Brück E, Schandl A, Bottai M et al：The impact of sepsis, delirium, and psychological distress on self-rated cognitive function in ICU survivors-a prospective cohort study. J Intensive Care 6：2, 2018

13) Flierl MA, Rittirsch D, Huber-Lang MS et al：Pathophysiology of septic encephalopathy - An unsolved puzzle. Crit Care 14：165, 2010

14) Hoogland IC, Houbolt C, van Westerloo DJ et al：Systemic inflammation and microglial activation：systematic review of animal experiments. J Neuroinflammation 12：114, 2015

15) Alexander JJ, Jacob A, Cunningham P et al：TNF is a key mediator of septic encephalopathy acting through its receptor, TNF receptor-1. Neurochem Int 52：447-456, 2008

16) Qin L, Wu X, Block ML et al：Systemic LPS causes chronic neuroinflammation and progressive neurodegeneration. Glia 55：453-462, 2007

17) Bozza FA, D'Avila JC, Ritter C et al：Bioenergetics, mitochondrial dysfunction, and oxidative stress in the pathophysiology of septic encephalopathy. Shock 39：10-16, 2013

18) Ninković M, Malicević I, Jelenković A et al：Oxidative stress in the rats brain capillaries in sepsis--the influence of 7-nitroindazole. Acta Physiol Hung 93：315-323, 2006

19) Barichello T, Fortunato JJ, Vitali AM et al：Oxidative variables in the rat brain after sepsis induced by cecal ligation and perforation. Crit Care Med 34：886-889, 2006

20) Yokoo H, Chiba S, Tomita K et al：Neurodegenerative evidence in mice brains with cecal ligation and puncture-induced sepsis：preventive effect of the free radical scavenger edaravone. PLoS One 7：e51539, 2012

21) Descamps L, Coisne C, Dehouck B et al：Protective effect of glial cells against lipopolysaccharide-mediated blood-brain barrier injury. Glia 42：46-58, 2003

22) Handa O, Stephen J, Cepinskas G：Role of endothelial nitric oxide synthase-derived nitric oxide in activation and dysfunction of cerebrovascular endothelial cells during early onsets of sepsis. Am J Physiol Heart Circ Physiol 295：H1712-H1719, 2008

23) Papadopoulos MC, Lamb FJ, Moss RF et al：Faecal peritonitis causes oedema and neuronal injury in pig cerebral cortex. Clin Sci (Lond) 96：461-466, 1999

24) Brooks HF, Moss RF, Davies NA et al：Caecal ligation and puncture induced sepsis in the rat results in increased brain water content and perimicrovessel oedema. Metab Brain Dis 29：837-843, 2014

25) Rosengarten B：Autoregulative function in the brain in an endotoxic rat shock model. Inflamm Res 57：542-546, 2008

26) Pedersen M, Brandt CT, Knudsen GM et al：The effect of S. pneumoniae bacteremia on cerebral blood flow autoregulation in rats. J Cereb Blood Flow Metab 28：126-134, 2008

27) Kadoi Y, Saito S：An alteration in the gamma-aminobutyric acid receptor system in experimentally induced septic shock in rats. Crit Care Med 24：298-305, 1996

28) Kadoi Y, Saito S, Kunimoto F et al：Impairment of the brain beta-adrenergic system during experimental endotoxemia. J Surg Res 61：496-502, 1996

29) Winder TR, Minuk GY, Sargeant EJ et al：gamma-Aminobutyric acid (GABA) and sepsis-related encephalopathy. Can J Neurol Sci 15：23-25, 1988

30) Pavlov VA, Ochani M, Gallowitsch-Puerta M et al：Central muscarinic cholinergic regulation of the systemic inflammatory response during endotoxemia. Proc Natl Acad Sci USA 103：5219-5223, 2006

31) Dunn AJ：Endotoxin-induced activation of cerebral catecholamine and serotonin metabolism：comparison with interleukin-1. J Pharmacol Exp Ther 261：964-969, 1992

32) Semmler A, Frisch C, Debeir T et al：Long-term cognitive impairment, neuronal loss and reduced cortical cholinergic innervation after recovery from sepsis in a rodent model. Exp Neurol 204：733-740, 2007

33) Silverman HA, Dancho M, Regnier-Golanov A et al：Brain region-specific alterations in the gene expression of cytokines, immune cell markers and cholinergic system components during peripheral endotoxin-induced inflammation. Mol Med 20：601-611, 2015

34) Exline MC, Crouser ED：Mitochondrial mechanisms of sepsis-induced organ failure. Front Biosci 13：5030-5041, 2008

35) Comim CM, Rezin GT, Scaini G et al : Mitochondrial respiratory chain and creatine kinase activities in rat brain after sepsis induced by cecal ligation and perforation. Mitochondrion 8 : 313-318, 2008

36) D'Avila JC, Santiago AP, Amâncio RT et al : Sepsis induces brain mitochondrial dysfunction. Crit Care Med 36 : 1925-1932, 2008

37) Semmler A, Okulla T, Sastre M et al : Systemic inflammation induces apoptosis with variable vulnerability of different brain regions. J Chem Neuroanat 30 : 144-157, 2005

38) Matsuoka Y, Kitamura Y, Takahashi H et al : Interferon-gamma plus lipopolysaccharide induction of delayed neuronal apoptosis in rat hippocampus. Neurochem Int 34 : 91-99, 1999

39) Messaris E, Memos N, Chatzigianni E et al : Time-dependent mitochondrial-mediated programmed neuronal cell death prolongs survival in sepsis. Crit Care Med 32 : 1764-1770, 2004

40) Serantes R, Arnalich F, Figueroa M et al : Interleukin-1beta enhances GABAA receptor cell-surface expression by a phosphatidylinositol 3-kinase/Akt pathway : relevance to sepsis-associated encephalopathy. J Biol Chem 281 : 14632-14643, 2006

41) Cojocaru IM, Muşuroi C, Iacob S et al : Investigation of TNF-alpha, IL-6, IL-8 and of procalcitonin in patients with neurologic complications in sepsis. Rom J Intern Med 41 : 83-93, 2003

42) Voigt K, Kontush A, Stuerenburg HJ et al : Decreased plasma and cerebrospinal fluid ascorbate levels in patients with septic encephalopathy. Free Radic Res 36 : 735-739, 2002

43) Sharshar T, Carlier R, Bernard F et al : Brain lesions in septic shock : a magnetic resonance imaging study. Intensive Care Med 33 : 798-806, 2007

44) Pfister D, Siegemund M, Dell-Kuster S et al : Cerebral perfusion in sepsis-associated delirium. Crit Care 12 : R63, 2008

45) Schramm P, Klein KU, Falkenberg L et al : Impaired cerebrovascular autoregulation in patients with severe sepsis and sepsis-associated delirium. Crit Care 16 : R181, 2012

46) Ofek K, Krabbe KS, Evron T et al : Cholinergic status modulations in human volunteers under acute inflammation. J Mol Med (Berl) 85 : 1239-1251, 2007

47) Pandharipande PP, Sanders RD, Girard TD et al ; MENDS investigators : Effect of dexmedetomidine versus lorazepam on outcome in patients with sepsis : an a priori-designed analysis of the MENDS randomized controlled trial. Crit Care 14 : R38, 2010

48) Ebersoldt M, Sharshar T, Annane D : Sepsis-associated delirium. Intensive Care Med 33 : 941-950, 2007

49) Young GB, Bolton CF, Archibald YM et al : The electroencephalogram in sepsis-associated encephalopathy. J Clin Neurophysiol 9 : 145-152, 1992

50) Hosokawa K, Gaspard N, Su F et al : Clinical neurophysiological assessment of sepsis-associated brain dysfunction : a systematic review. Crit Care 18 : 674, 2014

51) Nguyen DN, Spapen H, Su F et al : Elevated serum levels of S-100beta protein and neuron-specific enolase are associated with brain injury in patients with severe sepsis and septic shock. Crit Care Med 34 : 1967-1974, 2006

52) Piazza O, Russo E, Cotena S et al : Elevated S100B levels do not correlate with the severity of encephalopathy during sepsis. Br J Anaesth 9 : 518-521, 2007

53) 日本集中治療医学会 J-PAD ガイドライン作成委員会：日本版・集中治療室における成人重症患者に対する痛み・不穏・せん妄管理のための臨床ガイドライン．日集中医誌 21 : 539-579, 2014

54) Pandharipande P, Shintani A, Peterson J et al : Lorazepam is an independent risk factor for transitioning to delirium in intensive care unit patients. Anesthesiology 104 : 21-26, 2006

55) Schweickert WD, Pohlman MC, Pohlman AS et al : Early physical and occupational therapy in mechanically ventilated, critically ill patients : a randomized controlled trial. Lancet 373 : 1874-1882, 2009

56) Morandi A, Hughes CG, Thompson JL et al : Statins and delirium during critical illness : a multicenter, prospective cohort study. Crit Care Med 42 : 1899-1909, 2014

57) Hatta K, Kishi Y, Wada K et al : Preventive Effects of Suvorexant on Delirium : A Randomized Placebo-Controlled Trial. J Clin Psychiatry 78 : e970-e979, 2017

特集 エキスパートに学ぶ神経集中治療

トピックス編—その常識は正しいか？—

神経集中治療と PICS
—PICS と PIICS：生体侵襲制御と神経集中治療—

前橋赤十字病院 高度救命救急センター 集中治療科・救急科　**小倉崇以**

Key words　post intensive care syndrome, persistent inflammation immunosuppression and catabolism syndrome, ICU-acquired weakness, compensated anti-inflammatory response syndrome

point

▶ post intensive care syndrome（PICS）は，ICU 滞在中または ICU 退室後，さらには病院退院後に発症する運動機能・認知機能・精神の障害である．

▶ ICU 管理中に発症した重症疾患に続発するびまん性の筋力低下（運動機能障害）は，ICU-acquired weakness（ICU-AW）とよばれ，persistent inflammation immunosuppression and catabolism syndrome（PIICS）という遷延した炎症と免疫抑制，そして蛋白異化を主病態とする一連の症候群により説明される．

▶ PIICS では，外傷や熱傷などの生体侵襲が脳へのストレスとなり，副腎皮質刺激ホルモンの過剰分泌と視床下部-下垂体-副腎系および青斑核-交感神経系の賦活化を経て，コルチゾールとカテコラミンが過剰分泌される．

▶ コルチゾール分泌とカテコラミンの分泌は，サイトカインの産生状態を炎症性のものから抗炎症性のものへとスイッチさせ，compensated anti-inflammatory response syndrome（CARS）の成立とそれに続発するセカンドアタックの温床を形成する．

▶ 複数回に及ぶ生体侵襲により，SIRS & CARS の負のスパイラルから急速に進行する catabolism を，我々は PIICS という疾患概念で捉えている．

▶ PICS は，ストレスに対する脳の反応によってひき起こされる病態である．総じて，神経集中治療は PICS 制御のストラテジーといえる．

はじめに

　生体侵襲を負って ICU に入室となった患者の多くが，post intensive care syndrome（PICS）のために，社会復帰にたどり着くことができていません．PICS は ICU 滞在中または ICU 退室後，さらには病院退院後に発症する運動機能・認知機能・精神の障害であり，ICU 患者の長期予後のみ

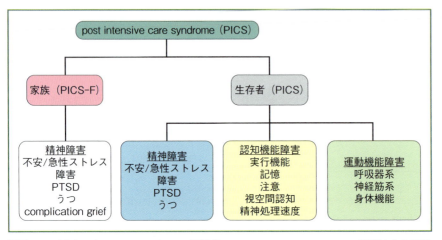

図1 post intensive care syndrome の概念　　　　　　　　　　（文献1より引用）

ならずその患者家族の精神にも影響を及ぼします（**図1**）．超高齢社会を迎えた我が国において，PICSは極めて社会的問題であり，それに対する系統的＆定型的アプローチの確立が強く望まれています．しかしながら，PICSの病態生理の解明は未だ道半ばであり，現代の医学は未だPICSの解決に至っていません．

　神経集中治療は，昨今の集中治療医学におけるHot Topicのひとつです．古典的には，神経集中治療は，主に，頭蓋内の血流を適切に保つための循環管理の手法や脳の異常な電気信号を制御するための適切な抗痙攣薬の選択を指すものとして捉えられてきました．また，二次的な脳損傷を回避する管理も，神経集中治療の重要な業務のひとつであり，具体的には適切な呼吸管理や体温管理がそれにあたります[2〜4]．しかし近年では，**神経集中治療が，ストレスに対する中枢神経の病的生体反応の制御をも包括するものとなってきています**．

　先にも述べましたが，PICSを構成する三つの要素は，運動，認知，精神機能の障害です．しかし，運動，認知，精神の機能とは，それすなわち，脳神経の機能そのものといえます．**PICSは，脳神経の障害といっても過言ではありません**．神経集中治療は，PICS攻略へのKey Topicであると考えるのは，筆者だけではないでしょう．筆者は，救急科医および集中治療科医の双方の立場から，心臓血管外科術後や開頭術後，多発外傷，頭部外傷，熱傷，敗血症，中毒，心肺停止蘇生後，熱中症，低体温症など，さまざまな疾患の診療を通してPICSと向き合ってきました．本稿では，神経集中治療特集の最終項として，神経集中治療とPICSの相互関係について考察し，先進国の社会問題と化したPICSの攻略戦術について，光を見出すことを試みてみます．

Q PICSの病態生理について教えてください

A PICSを構成する三つの要素は，運動，認知，精神機能の障害です．ここでは，まず，三要素のそれぞれについて復習します．

Q 運動機能障害とはどのようなものでしょうか？

A ICU管理中に発症した重症疾患に続発するびまん性の筋力低下は，ICU-acquired weakness（ICU-AW）とよばれます[5]．その本質はポリニューロパチーであることが示唆されており[6〜8]，critical illness polyneuropathy（CIP）とよばれます．加えて，敗血症や多臓器不全の患者からの報告からは，critical illness myopathy（CIM）というミオパチーの存在も示唆されており[9〜12]，ICU-AWは重症疾患罹患中に発症したニューロパチーやミオパチー，またはその双方の病態を包含する総称ということになります．

Q 認知機能障害とはどのようなものでしょうか？

A ICUに入室した患者における認知機能障害は，主に，せん妄，認知症（その悪化），うつ病の発症によって惹起されます．これらをDerilium, Dementia, Depressionの頭文字をとり3Dsと称します[13]．最初のDであるせん妄は，重症疾患罹患後の脳細胞のアポトーシスにより発症している可能性が示唆されています[14,15]．二番目のDである認知症は，ICU入室中または退室後に新規発症する例が数多く存在します[16,17]．

Q 精神機能障害とはどのようなものでしょうか？

A 具体的な疾患や症候としては，うつ病，心的外傷後ストレス障害 posttraumatic stress disorder（PTSD），不安，不眠などが挙がります．ICU退室後の精神症状の発生率は，30％程度です[18]．うつ病は心理的ストレスや妄想により歪められた記憶や記憶そのものの欠如により発症リスクとなります[19〜21]．PTSDはベンゾジアゼピン系薬物の使用を背景に発症します[22]．ICU退室後の不眠は，生活の質を落とす独立した寄与因子です[23,24]．

Q PIICSについて教えてください

A PIICSは，persistent inflammation immunosuppression and catabolism syndromeの略称であり，その名前の通り，遷延した炎症と免疫抑制，そして蛋白異化を主病態とする一連の症候群を示します[25]．

筆者はPIICSという症候群が，PICSの運動機能障害における病態を説明しうるものであると考えており，PIICSへのアプローチがPICS攻略への道と信じています．

　PIICSの一つ目の"I"，つまりinflammation（炎症）は，紛れもない生体侵襲（ストレス）のひとつです．炎症惹起物質は，エンドトキシンなどに代表される病原体由来のもの（pathogen-associated molecular patterns：PAMPS）と，ミトコンドリアDNAなどに代表される宿主由来のもの（alarmins）があり，それらは総じてdamage-associated molecular patterns（DAMPs）とよばれます．炎症は，外来生物による感染症によっても惹起されますが，鈍的外傷によって血中に漏れ出てくるような宿主の破壊された細胞の成分によっても惹起されます（図2）．

　systemicな極度のinflammationは，中枢神経の病的な生体反応を導きます．重症外傷の場合を例にみてみると，外傷という脳へのストレスが発生すると，副腎皮質刺激ホルモンが過剰に分泌され，視床下部-下垂体-副腎系の活性化によるコルチゾール分泌を経た高血糖と，青斑核-交感神経系の賦活化によるカテコラミンの分泌が誘導されます（図3）．

　これらのホルモンは免疫系統に作用し，免疫不全を惹起します．重症外傷におけるサイトカインの産生状況をモニタリングすると，受傷後初期は

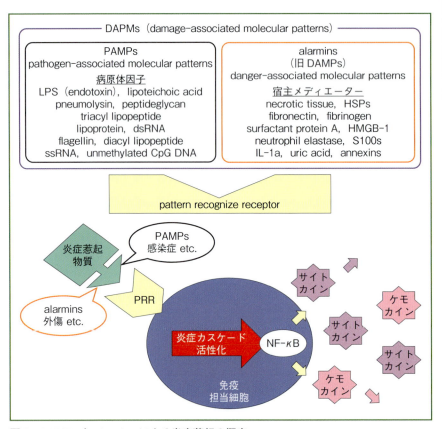

図2　PAMPsとalarminsによる炎症惹起の概容

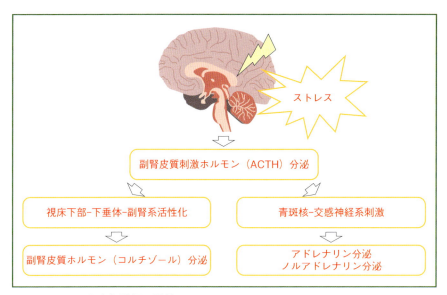

図3 ストレスと中枢神経の関係 （文献26より引用）

　インターロイキン1βやTNF-α，インターロイキン6などの炎症性サイトカインの血中濃度の上昇が観察されますが，その後は徐々にそれら炎症性サイトカインの減衰と，インターロイキン10やTGF-β，プロスタグランジンE_2などの抗炎症性サイトカインの血中濃度上昇が観察されます[27]．これらの重症外傷における免疫学的経時変化は，コルチゾールやアドレナリンなどのストレスホルモンの変化によって説明されます[26]．

　免疫系統はヘルパーT細胞タイプ1（Th1）とタイプ2（Th2）のバランス，すなわち，細胞性免疫と液性免疫のバランスにより恒常性が保たれています[28]（図4）．

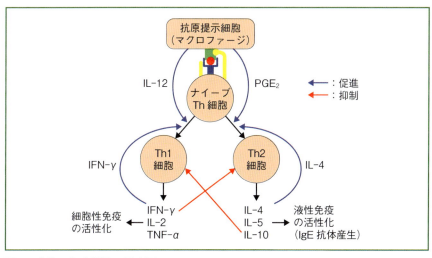

図4 生体の免疫機能の概略図

コルチゾールは，ヘルパーT細胞 Type 1 の活動を抑制し，炎症性サイトカインの誘導減弱により細胞性免疫を減弱化させます[29〜31]（図5）．また，アドレナリン，および，ノルアドレナリンも同様に，ヘルパーT細胞 Type 1 の活動を抑制し細胞性免疫を減弱化させます（図6）．マクロファージの機能不全（具体的には，抗原提示の減衰やサイトカインの産生低下など）も観察され，総じて中枢神経の病的な生体反応は，immunosuppression への末路となります[31〜34]．

加えて，カテコラミンの過剰分泌は，単純なエネルギーの浪費から蛋白異化や筋萎縮をひき起こすだけでなく，β_2アドレナリン受容体の刺激から脂肪分解を促します[35]．中枢神経の病的な生体反応は，PIICS により，catabolism への末路ともなるのです（図7）．

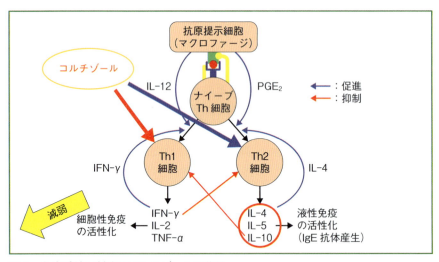

図5　免疫系統に対するコルチゾールの作用

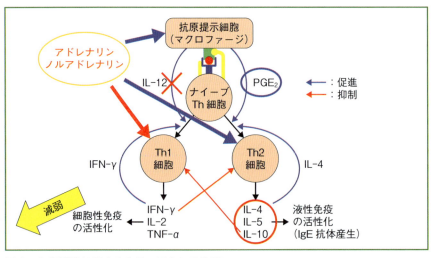

図6　免疫系統に対するカテコラミンの作用

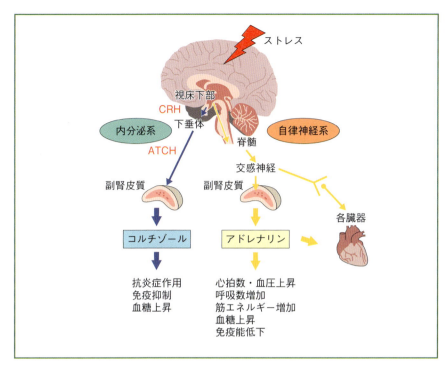

図7 ストレスに対する中枢神経ホルモンの作用

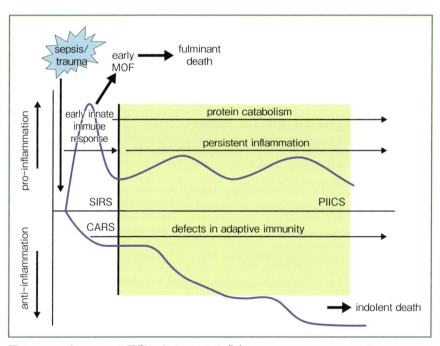

図8 SIRSとCARSの反復によるPICSの成立 （文献25より引用）

　SIRSの後に続発する免疫不全状態は，compensated anti-inflammatory response syndrome（CARS）とよばれます．CARSでは，上述のとおりTh1細胞とTh2細胞のアンバランスによる細胞性免疫不全を呈します．

このような病態を背景に，CARS患者では主に感染症というセカンドアタックを発症しやすくなります．感染という二次的な侵襲が加わると，再び炎症性サイトカインが産生され，SIRSの再燃とそれにひき続くCARSの悪化が進行します．このような**負のスパイラルから離脱が困難となる**と，炎症が遷延し，**免疫不全が顕著となり**，カテコラミン分泌が持続してcatabolismという症候となって患者のADL低下を具現化し，PIICSが徐々に完成されてゆくのです（図8）．

Q 神経集中治療とPICSについて教えてください

再度復習になりますが，PICSを構成する三つの要素は，運動，認知，精神機能の障害でした．そして上述のとおり，PICSの運動機能の障害は，PIICSという疾患概念によって見事に説明されます．PIICSは，外傷や熱傷などによる全身的な炎症の活性化が脳へのストレスとなり，副腎皮質刺激ホルモンが過剰に分泌され，視床下部-下垂体-副腎系および青斑核-交感神経系の賦活化を経て，過剰なコルチゾール分泌とカテコラミンの分泌が誘導されます．コルチゾール分泌とカテコラミンの分泌は，サイトカインの産生状態を炎症性のものから抗炎症性のものへとスイッチさせ，CARSの成立とそれに続発するセカンドアタックの温床を形成します．アタックが複数回に及ぶ場合はカテコラミンの分泌も持続することとなり，患者のcatabolismは急速に進行します．**SIRC & CARSの負のスパイラルへと患者が転がり込んでゆくその末路を，我々はPIICSという疾患概念で捉えています**．PIICSという疾患概念を考察すると，PICSがストレスに対する脳の反応によってひき起こされる病態であることが改めてみえてきます．総じて，**神経集中治療はPICS制御のストラテジーなのです**．現代医学は未だPICSの解明と解決に至ってはいません．筆者は，PICSにおける中枢神経のストレスに対する病的生体反応を制御する治療戦略のひとつとして，神経集中治療に期待をよせられずにはいられません．

[文 献]

1) Needham DM, Davidson J, Cohen H et al：Improving long-term outcomes after discharge from intensive care unit：report from a stakeholders' conference. Crit Care Med 40：502-509, 2012
2) Mayer SA：Neurological intensive care：emergence of a new specialty. Neurocrit Care 5：82-84, 2006
3) Ropper AH：Neurological intensive care. Ann Neurol 32：564-569, 1992
4) Ropper AH：The development of neurologic intensive care. Cleve Clin J Med 71 (suppl 1)：S4-S5, 2004
5) Kress JP, Hall JB：ICU-acquired weakness and recovery from critical illness. N Engl J Med 370：1626-1635, 2014
6) Bolton CF, Gilbert JJ, Hahn AF et al：Polyneuropathy in critically ill patients. J Neurol Neurosurg Psychiatry 47：1223-1231, 1984
7) Bolton CF, Laverty DA, Brown JD et al：Critically ill polyneuropathy：electrophysiological studies and differentiation from Guillain-Barré syndrome. J Neurol Neurosurg Psychiatry 49：563-573, 1986

8 ） Zochodne DW, Bolton CF, Wells GA et al：Critical illness polyneuropathy. A complication of sepsis and multiple organ failure. Brain 110（pt 4）：819-841, 1987

9 ） Latronico N, Fenzi F, Recupero D et al：Critical illness myopathy and neuropathy. Lancet 347：1579-1582, 1996

10） Deconinck N, Van Parijs V, Beckers-Bleukx G et al：Critical illness myopathy unrelated to corticosteroids or neuromuscular blocking agents. Neuromuscul Disord 8：186-192, 1998

11） Khan J, Harrison TB, Rich MM et al：Early development of critical illness myopathy and neuropathy in patients with severe sepsis. Neurology 67：1421-1425, 2006

12） Callahan LA, Supinski GS：Sepsis-induced myopathy. Crit Care Med 37（10 suppl）：S354-S367, 2009

13） Mandebvu F, Kalman M：The 3 Ds, and newly acquired cognitive impairment：issues for the ICU nurse. Crit Care Nurs Q 38：317-326, 2015

14） Li YN, Zhang Q, Yin CP et al：Effects of nimodipine on postoperative delirium in elderly under general anesthesia：A prospective, randomized, controlled clinical trial. Medicine（Baltimore）96：e6849, 2017

15） Rappold T, Laflam A, Hori D et al：Evidence of an association between brain cellular injury and cognitive decline after non-cardiac surgery. Br J Anaesth 116：83-89, 2016

16） Guerra C, Linde-Zwirble WT, Wunsch H：Risk factors for dementia after critical illness in elderly Medicare beneficiaries. Crit Care 16：R233, 2012

17） Guerra C, Hua M, Wunsch H：Risk of a Diagnosis of Dementia for Elderly Medicare Beneficiaries after Intensive Care. Anesthesiology 123：1105-1112, 2015

18） Davydow DS, Gifford JM, Desai SV et al：Depression in general intensive care unit survivors：a systematic review. Intensive Care Med 35：796-809, 2009

19） Davydow DS, Zatzick D, Hough CL et al：A longitudinal investigation of posttraumatic stress and depressive symptoms over the course of the year following medical-surgical intensive care unit admission. Gen Hosp Psychiatry 35：226-232, 2013

20） Wade DM, Howell DC, Weinman JA et al：Investigating risk factors for psychological morbidity three months after intensive care：a prospective cohort study. Crit Care 16：R192, 2012

21） Myhren H, Tøien K, Ekeberg O et al：Patients' memory and psychological distress after ICU stay compared with expectations of the relatives. Intensive Care Med 35：2078-2086, 2009

22） Parker AM, Sricharoenchai T, Raparla S et al：Posttraumatic stress disorder in critical illness survivors：a metaanalysis. Crit Care Med 43：1121-1129, 2015

23） Parsons EC, Kross EK, Caldwell ES et al：Post-discharge insomnia symptoms are associated with quality of life impairment among survivors of acute lung injury. Sleep Med 13：1106-1109, 2012

24） Peterson JF, Pun BT, Dittus RS et al：Delirium and its motoric subtypes：a study of 614 critically ill patients. J Am Geriatr Soc 54：479-484, 2006

25） Gentile LF, Cuenca AG, Efron PA et al：Persistent inflammation and immunosuppression：a common syndrome and new horizon for surgical intensive care. J Trauma Acute Care Surg 72：1491-1501, 2012

26） Marik PE, Flemmer M：The immune response to surgery and trauma：Implications for treatment. J Trauma Acute Care Surg 73：801-808, 2012

27） Flohé S, Flohé SB, Schade FU et al：Immune response of severely injured patients--influence of surgical intervention and therapeutic impact. Langenbecks Arch Surg 392：639-648, 2007

28） 岩坂日出男，野口隆之：SIRS・sepsis の最前線病態生理．SIRS における Th1/Th2 バランス．日臨：62：2237-2243, 2004

29） Blotta MH, DeKruyff RH, Umetsu DT：Corticosteroids inhibit IL-12 production in human monocytes and enhance their capacity to induce IL-4 synthesis in CD4＋ lymphocytes. J Immunol 158：5589-5595, 1997

30） Arslan F, Keogh B, McGuirk P et al：TLR2 and TLR4 in ischemia reperfusion injury. Mediators Inflamm 2010：704202, 2010

31） Elenkov IJ：Glucocorticoids and the Th1/Th2 balance. Ann N Y Acad Sci 1924：138-146, 2004

32) Elenkov IJ, Kvetnansky R, Hashiramoto A et al：Low- versus high-baseline epinephrine output shapes opposite innate cytokine profiles：presence of Lewis- and Fischer-like neurohormonal immune phenotypes in humans? J Immunol 181：1737-1745, 2008
33) Woiciechowsky C, Asadullah K, Nestler D et al：Sympathetic activation triggers systemic interleukin-10 release in immunodepression induced by brain injury. Nat Med 4：808-813, 1998
34) Prass K, Meisel C, Höflich C et al：Stroke-induced immunodeficiency promotes spontaneous bacterial infections and is mediated by sympathetic activation reversal by poststroke T helper cell type 1-like immunostimulation. J Exp Med 198：725-736, 2003
35) Rojas Y, Finnerty CC, Radhakrishnan RS et al：Burns：an update on current pharmacotherapy. Expert Opin Pharmacothe 13：2485-2494, 2012

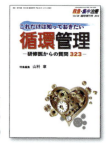

臨床に欠かせない1冊！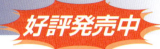

徹底ガイド
小児の呼吸管理 Q&A
第3版

編集 **植田 育也**
埼玉県立小児医療センター
集中治療科 科長兼部長

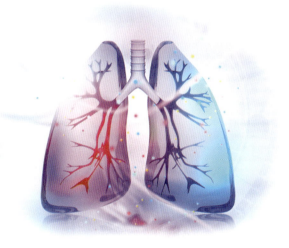

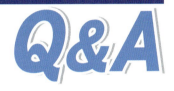

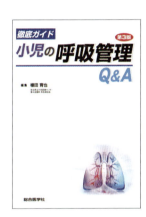

B5判／本文 296 頁
定価(本体 5,600 円＋税)
ISBN978-4-88378-647-3

目　次

- I．小児の呼吸器系の特徴
- II．酸素療法とモニタリング
- III．気道確保法
- IV．非侵襲的陽圧換気法
- V．侵襲的陽圧換気法
- VI．小児の ECMO/PCPS
- VII．呼吸管理下の補助療法
- VIII．その他の呼吸療法
- IX．人工呼吸管理をめぐる諸問題
- X．色々な小児疾患での呼吸管理

総合医学社
〒101-0061　東京都千代田区神田三崎町 1-1-4
TEL 03(3219)2920　FAX 03(3219)0410　http://www.sogo-igaku.co.jp

前線医療の処置マニュアル

● 著者：佐々木　勝
（内閣官房参与／東京都保健医療公社 副理事長）

究極の現場で、命をつなぐための究極の医療の知識と技!!

アメリカの戦傷医療システムをベースに、前線における救護活動の考え方と実践的な救命処置を解説した初の前線医療専門書。銃創、爆風損傷、外傷性切断など、日常救急医療の知識だけでは対応が難しい特殊な外傷への救命技術が多く紹介されている。救命・救急医療に携わるすべての人に知ってほしい"究極のノウハウ"が詰まった一冊！

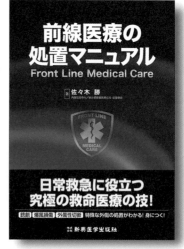

B5判　100頁
定価（本体価格3,500円+税）
ISBN 978-4-88002-769-2

主要目次

1章　戦傷医学とTCCC
1. **戦傷傷病者治療戦略（TCCC）** 1. 戦場における治療戦略システム／2. 米国におけるTCCCの普及／3. TCCCの目標と治療原則／4. TCCCにおける前線医療
2. **戦傷医学の基本** 1. 平時の救急医療と戦傷医療の違い／2. 戦死・戦傷分析／3. 戦傷の疫学／4. 戦傷医学・医療の方向性

2章　前線医療：CUF・TFC・TECの実践
1. **砲火下の医療（CUF）** 1. CUFの基本的行動／2. CUFにおける主な外傷／3. CUFにおける止血／4. CUFにおける気道確保／5. CUFにおける頸椎保護
2. **戦術的野外医療（TFC）①　―基本処置：MARCH―** 1. M：大量出血／2. A：気道／3. R：呼吸／4. C：循環（輸液）／5. H：低血圧、低酸素症、頭部外傷、低体温
3. **戦術的野外医療（TFC）②　―その他の外傷処置―** 1. 眼外傷／2. モニタリングと外傷の再評価／3. 疼痛管理／4. 抗生剤／5. 戦場における心肺蘇生術（CPR）／6. 敵兵の治療
4. **戦術的後送医療（TEC）** 1. 気道確保／2. 呼吸／3. 出血／4. 静脈路確保／5. トラネキサム酸（TXA）／6. 頭部外傷／7. 輸液蘇生／8. 低体温予防／9. 穿通性眼外傷／10. モニタリングと生体力学／11. 疼痛管理／12. 抗生剤／13. 熱傷／14. ショックパンツ（pneumatic antishock garment: PASG）／15. 心肺蘇生／16. 敵兵の治療／17. 記録

株式会社　新興医学出版社
〒113-0033　東京都文京区本郷6-26-8
TEL. 03-3816-2853　FAX. 03-3816-2895
http://www.shinkoh-igaku.jp
e-mail: info@shinkoh-igaku.jp

日本版敗血症診療ガイドライン2016 (J-SSCG2016)

The Japanese Clinical Practice Guidelines for Management of Sepsis and Septic Shock 2016

ダイジェスト版

一般社団法人 日本集中治療医学会
一般社団法人 日本救急医学会

新刊 発売中！

電子版ダウンロード無料サービス付き！

● B5判 204頁／定価（本体2,500円＋税）
ISBN 978-4-88003-915-2

力の300題
麻酔科総合講義
～国試突破から初期研修サバイバルまで～

新刊 発売中！

高田真二 著
帝京大学医学部麻酔科学講座
医学教育センター 准教授

国試問題を手がかりに，研修医になってからも使える活きた知識，将来どの領域を専攻した場合でも応用できる臨床医としての土台を身につけられる講義！
——まもなく医師の道を歩み始める全国の医学部6年生だけでなく，麻酔科をローテート中の初期研修医の皆さん，さらに講義や臨床実習で日々学生の指導にあたっておられるベテランの麻酔科医の方々に…

● B5判／392頁
● 定価（本体4,300円＋税）
● ISBN 978-4-88003-913-8

TEE
PTEeXAM/JB-POTの試験対策や TEEを極める実践書として欲しい1冊！　好評 発売中

【動画付】
解きながらレベルアップ
経食道心エコー問題集

監訳／溝部 俊樹

B5判・444頁　定価（本体14,000円＋税）
ISBN：978-4-88003-871-1 C3047

初心者から研修医のための
経食道心エコーⅡ
部長も科長も もう初級者

監修／野村　実｜編集／国沢 卓之

B5判・550頁　定価（本体12,500円＋税）
ISBN：978-4-88003-866-7 C3047

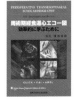

周術期経食道心エコー図
——効率的に学ぶために

監訳／溝部 俊樹

A5判・444頁　定価（本体12,000円＋税）
ISBN：978-4-88003-859-9 C3047

初心者から研修医のための
経食道心エコー
部長も科長も みんな初心者

監修／野村　実｜編集／国沢 卓之

B5判・308頁　定価（本体6,200円＋税）
ISBN：978-4-88003-811-7 C3047

ご注文は最寄りの書店または小社営業部まで【E-mail:info@sshinko.com】でも受け付けています．

〒106-0047 東京都港区南麻布2丁目8番18号
電話(03)3798-3315　FAX(03)3798-3096

真興交易㈱医書出版部

URL：http://www.sshinko.com
E-mail：info@sshinko.com

総合医学社 刊行物　購読申込書　FAX：03-3219-0410

総合医学社 営業部　行

年　月　日

□『救急・集中治療』　2018 年度 年間購読（6 冊＋臨増号 1 冊）特別価格40,000円·税込

□『救急・集中治療』　バックナンバー　（　　）巻（　　）号（　　）部

□ 書籍　　（書名）『　　　　　　　　　　　　　　　　　　　』（　　）部
　　　　　　　　　　『　　　　　　　　　　　　　　　　　　　』（　　）部
　　　　　　　　　　『　　　　　　　　　　　　　　　　　　　』（　　）部
　　　　　　　　　　『　　　　　　　　　　　　　　　　　　　』（　　）部
　　　　　　　　　　『　　　　　　　　　　　　　　　　　　　』（　　）部
　　　　　　　　　　『　　　　　　　　　　　　　　　　　　　』（　　）部

お名前（フリガナ）

送付先ご住所　　　ご自宅　　　ご勤務先　　（どちらかに○をお付けください）
〒　　　－

ご勤務先 / 学校名　　　　　　　　　　　　　　部 署

TEL：　　　－　　　　－　　　　　　FAX：　　　－　　　　－

E-mail：

上記のデータは，商品の発送および出版目録送付以外の目的には使用致しません．

アンケート　（＊よろしければ，アンケートのご協力，お願いいたします．）

◆どのようにして本誌をお知りになりましたか？
　　　□ 書店で　　　　□ ダイレクトメールで　　　□ 人に薦められて
　　　□ 広告で（紙・誌名：　　　　　　　　　　　　　　　　）
　　　□ 書評で（紙・誌名：　　　　　　　　　　　　　　　　）
　　　□ その他（　　　　　　　　　　　　　　　　　　　　　）

◆今後どのような「特集」をお読みになりたいと思いますか？

◆本誌についてのご意見，ご感想をお聞かせください．

本誌バックナンバーのご案内

＊バックナンバーのご注文は，最寄りの医学書取り扱い書店，または小社までお願い致します．
†：品切れ

25巻 1・2号	ER・ICUで必要な**注射用抗菌薬**—エキスパートの考え方と使い方—	（編：舘田一博）	定価（本体5,600円＋税）
3・4号	ER・ICUで必要な**循環器薬の知識と使い方**—日米のエビデンスの狭間で—†➡関連書籍	（編：香坂 俊）	定価（本体5,600円＋税）
5・6号	あなたなら，どう動く？**不整脈診療Q&A**—しのぐ・備える・攻める—	（編：村川裕二）	定価（本体5,600円＋税）
7・8号	5大原則で苦手克服！**急性中毒攻略法**—症例から学ぶ診療の基本と精神科的評価&対応—	（編：上條吉人）	定価（本体5,600円＋税）
9・10号	今知りたい！**集中治療の最新論点**—Pro & Conディベート—	（編：岡元和文）	定価（本体5,600円＋税）
11・12号	**けいれん・けいれん重積発作**—救急外来から てんかん診療へ—	（編：加藤正哉）	定価（本体5,600円＋税）
26巻 1・2号	かゆいところに手が届く**循環器救急**—EBMだけでは解決できない疑問に答える—	（編：田邉健吾，中澤 学）	定価（本体5,600円＋税）
3・4号	**徹底ガイド急性血液浄化法 2014-'15**	（編：篠崎正博，秋澤忠男）	定価（本体6,000円＋税）
5・6号	**徹底ガイドDICのすべて 2014-'15**	（編：丸藤 哲）	定価（本体6,500円＋税）
7・8号	**Damage Control Resuscitation**—重症外傷の凝固線溶異常に対する蘇生のすべて—	（編：久志本成樹）	定価（本体5,600円＋税）
9・10号	**人工呼吸管理**—その常識は正しいか？—	（編：大塚将秀）	定価（本体5,600円＋税）
11・12号	**症例とQ&Aで学ぶ最新のECMO**	（編：市場晋吾）	定価（本体5,600円＋税）
27巻 1・2号	救急・集中治療医のための**心エコー**—FOCUSに基づいた評価法をマスターする—	（編：山本 剛）	定価（本体4,600円＋税）
3・4号	**小児ICU**—その常識は正しいか？—	（編：中川 聡）	定価（本体4,600円＋税）
5・6号	重症病態を診る！**モニタリングの魅力**—ER, ICU, OPE室での症例から学ぶ—	（編：川前金幸）	定価（本体4,600円＋税）
7・8号	重症病態の**栄養治療**—最新の知識とその実践—	（編：小谷穣治）	定価（本体4,600円＋税）
9・10号	病態ごとの**輸液管理**—その常識は正しいか？—	（編：岡元和文）	定価（本体4,600円＋税）
11・12号	**sepsis・SIRS**—その常識は正しいか？—	（編：久志本成樹）	定価（本体4,600円＋税）
臨増号	**ER・ICUでの薬の使い方・考え方**2016-'17—エキスパートの実践と秘訣に学ぶ—	（編：岡元和文）	定価（本体6,800円＋税）
28巻 1・2号	**心不全**—その常識は正しいか？—	（編：猪又孝元）	定価（本体4,600円＋税）
3・4号	**急性腎障害，慢性腎臓病**—その常識は正しいか？—	（編：秋澤忠男）	定価（本体4,600円＋税）
5・6号	**肝不全**—その常識は正しいか？—	（編：吉治仁志）	定価（本体4,600円＋税）
7・8号	**感染症診療**—その常識は正しいか？—	（編：志馬伸朗）	定価（本体4,600円＋税）
9・10号	**小児の呼吸管理**—その常識は正しいか？—	（編：植田育也）	定価（本体4,600円＋税）
11・12号	**神経集中治療**—いま最も知りたい20の論点—	（編：黒田泰弘）	定価（本体4,600円＋税）
臨増号	これだけは知っておきたい**循環管理**—研修医からの質問323—	（編：山科 章）	定価（本体6,000円＋税）
29巻 1・2号	**ARDS**—その常識は正しいか？—	（編：大塚将秀）	定価（本体4,600円＋税）
3・4号	**不整脈**—その常識は正しいか？—	（編：里見和浩）	定価（本体4,600円＋税）
5・6号	**ショック管理**—ショックと臓器障害連関のメカニズム—	（編：垣花泰之）	定価（本体4,600円＋税）
臨増号	**ER・ICUにおける手技の基本と実際**—ベテランに学ぶトラブル回避法—	（編：西村匡司）	定価（本体6,400円＋税）
7・8号	**抗菌薬**—その常識は正しいか？—	（編：志馬伸朗）	定価（本体5,600円＋税）
9・10号	エキスパートに学ぶ**呼吸管理のすべて**	（編：大塚将秀）	定価（本体4,600円＋税）
11・12号	エキスパートに学ぶ**輸液管理のすべて**	（編：鈴木武志）	定価（本体4,600円＋税）
30巻 1号	エキスパートに学ぶ**栄養管理のすべて**	（編：小谷穣治）	定価（本体5,600円＋税）
30巻 2号	ER, ICUのための **循環器疾患の見方，考え方**—エキスパートの診断テクニック—	（編：佐藤直樹）	定価（本体5,600円＋税）
30巻 3号	エキスパートに学ぶ**ショック管理のすべて**	（編：垣花泰之）	定価（本体5,600円＋税）

関連書籍			
FAQでわかりやすい！心臓麻酔 臨床実践ガイド〔第2版〕	（2018年4月刊）	（編：澄川耕二，原 哲哉）	定価（本体6,800円＋税）
最新主要文献とガイドラインでみる**麻酔科学レビュー2018**	（2018年3月刊）	（監：山蔭道明，廣田和美）	定価（本体12,000円＋税）
集中治療医学レビュー 2018-'19	（2018年2月刊）	（監：岡元和文）	定価（本体9,000円＋税）
救急・集中治療 最新ガイドライン 2018-'19	（2018年2月刊）	（編：岡元和文）	定価（本体8,600円＋税）
救急・集中治療のための**輸液管理Q&A**—研修医からの質問385—〔第3版〕	（2017年3月刊）	（編：岡元和文）	定価（本体4,600円＋税）
徹底ガイド小児の呼吸管理Q&A〔第3版〕	（2016年10月刊）	（編：植田育也）	定価（本体5,600円＋税）
ER・ICUで必要な**循環器薬の知識と使い方**—日米のエビデンスの狭間で—〔新装版〕	（2015年1月刊）	（編：香坂 俊）	定価（本体5,600円＋税）
人工呼吸器と集中ケアQ&A—ベッドサイドからの質問286—〔第2版〕	（2014年3月刊）	（編：岡元和文）	定価（本体5,600円＋税）
呼吸管理Q&A—研修医からの質問316—〔第3版〕	（2014年3月刊）	（編：相馬一亥，岡元和文）	定価（本体5,600円＋税）
PCAS 心停止後症候群に対する神経集中治療—適応，方法，効果—	（2014年2月刊）	（編：黒田泰弘）	定価（本体6,800円＋税）
ワンランク上の検査値の読み方・考え方—ルーチン検査から病態変化を見抜く—〔第2版〕ハンディ版	（2014年10月刊）	（編：本田孝行）	定価（本体2,800円＋税）

お問い合わせ先：総合医学社　〒101-0061　東京都千代田区神田三崎町1-1-4 MK88ビル
電話 03(3219)2920　FAX 03(3219)0410

● Honorary Editors	● Editors	● Editorial Board（五十音順）			
天羽敬祐	岡元和文	相川直樹	丸藤　哲	炭山嘉伸	橋本洋一郎
早川弘一	行岡哲男	今中秀光	木村昭夫	代田浩之	林　成之
島崎修次	横田裕行	植田育也	久木田一朗	妙中信之	平出　敦
相馬一亥	久志本成樹	上山昌史	国元文生	竹田　省	本田孝行
山科　章	大塚将秀	氏家良人	公文啓二	田中啓治	丸川征四郎
	志馬伸朗	内野博之	神津　玲	鶴田良介	三田村秀雄
	松田直之	遠藤重厚	坂本哲也	寺岡　慧	箕輪良行
	山本　剛	小川久雄	佐藤直樹	長尾　建	山田芳嗣
		上條吉人	篠﨑正博	布宮　伸	山本保博
		川名正敏	鈴川正之	野々木宏	四津良平
		川前金幸			

■次号予告（Vol. 30 No. 5）

特　集　『 エキスパートに学ぶ Sepsis 敗血症バンドル 』

編集：松田直之（名古屋大学大学院医学系研究科 救急・集中治療医学分野）

・Guidelines Now

ケーススタディ　日本版敗血症診療ガイドライン 2016 の使い方 ――
・その 1：劇症型肺炎球菌肺炎の一例
・その 2：汎発性腹膜炎の一例
・その 3：尿路感染症による敗血症性ショックの一例

基 礎 編　敗血症の病態概念と管理システム ――――――
・敗血症の病態生理
・敗血症の定義と診断
・敗血症の重症度評価
・敗血症における Rapid Response System

実 践 編　敗血症の管理ポイント ――――――――――
・バイタルサインのモニタリング
・接触感染予防策の徹底―感染防御策―
・抗菌薬の選択・変更・中止と細菌培養検査

・敗血症の初期蘇生
・敗血症における鎮痛・鎮静
・敗血症における呼吸管理
・敗血症における腎機能管理と血液浄化法
・敗血症における播種性血管内凝固の管理
・敗血症における栄養管理のコツとポイント
・敗血症におけるリハビリテーション
・小児の敗血症で気をつけること

トピックス編　敗血症ホットライン ――――――――
・敗血症のバイオマーカー
・エコーのベッドサイドでの積極的利用
・中心静脈カテーテルの医療安全：安全な挿入と管理
・ステロイド
・免疫グロブリン
・展望　敗血症のグローバリズム―Global sepsis Alliance の役割―

救急・集中治療　Vol. 30 No. 4
2018 年 8 月 20 日 ©

特集　エキスパートに学ぶ
神経集中治療

特集編集：黒田泰弘

1 部定価（本体 6,200 円＋税）

発 行 者　渡 辺 嘉 之
発 行 所　株式会社 総合医学社
〒101-0061　東京都千代田区神田三崎町1-1-4
TEL 03-3219-2920
FAX 03-3219-0410
E-mail：sogo@sogo-igaku.co.jp
URL：http://www.sogo-igaku.co.jp/
振替 00130-0-409319

印 刷 所　シナノ印刷株式会社

● 広告取扱　㈱医薬広告社　〒113-0033　東京都文京区本郷 2-26-3 電子ビル　Tel. 03（3814）1971
　　　　　　福田商店広告部　〒541-0046　大阪市中央区平野町 3-2-13　平野中央ビル 4 階　Tel.06（6231）2773

・本誌に掲載する著作物の複製権・上映権・譲渡権・公衆送信権（送信可能化権を含む）は株式会社総合医学社が保有します。
・JCOPY ＜（社）出版者著作権管理機構　委託出版物＞
　本誌の無断複写は著作権法上での例外を除き禁じられています．複写される場合は，そのつど事前に，（社）出版者著作権管理機構（電話 03-3513-6969，FAX 03-3513-6979，e-mail：info@jcopy.or.jp）の許諾を得てください．